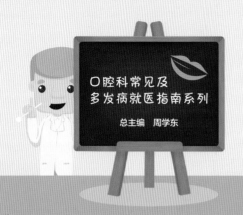

口腔科常见及多发病就医指南系列

总主编 周学东

颞下颌关节与面痛

就医指南

主 编 张清彬

副主编 王莉莉 刘亚蕊 谭乐成 李传洁

人民卫生出版社

·北 京·

图书在版编目（CIP）数据

颞下颌关节与面痛就医指南 / 张清彬主编 . —北京：
人民卫生出版社，2020.10
ISBN 978-7-117-30594-5

Ⅰ. ①颞… Ⅱ. ①张… Ⅲ. ①颞下颌关节综合征 - 诊
疗 - 指南②口腔颌面部疾病 - 诊疗 - 指南 Ⅳ.
①R78-62

中国版本图书馆 CIP 数据核字（2020）第 191152 号

| 人卫智网 | www.ipmph.com | 医学教育、学术、考试、健康，
购书智慧智能综合服务平台 |
| 人卫官网 | www.pmph.com | 人卫官方资讯发布平台 |

颞下颌关节与面痛就医指南
Niexiahe Guanjie yu Miantong Jiuyi Zhinan

主　　编：张清彬
出版发行：人民卫生出版社（中继线 010-59780011）
地　　址：北京市朝阳区潘家园南里 19 号
邮　　编：100021
E - mail：pmph @ pmph.com
购书热线：010-59787592　010-59787584　010-65264830
印　　刷：北京铭成印刷有限公司
经　　销：新华书店
开　　本：710×1000　1/16　印张：5.5
字　　数：78 千字
版　　次：2020 年 10 月第 1 版
印　　次：2020 年 10 月第 1 次印刷
标准书号：ISBN 978-7-117-30594-5
定　　价：49.00 元

打击盗版举报电话：010-59787491　E-mail：WQ @ pmph.com
质量问题联系电话：010-59787234　E-mail：zhiliang @ pmph.com

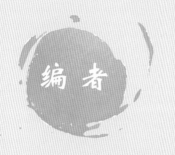

编者

（以姓氏笔画为序）

王莉莉　南开大学口腔医院

邓　力　广州医科大学附属口腔医院

叶芷彤　广州医科大学附属口腔医院

朱明静　广州医科大学附属口腔医院

刘亚蕊　广州医科大学附属口腔医院

麦　熙　广州医科大学附属口腔医院

李传洁　广州医科大学附属口腔医院

宋志强　广州医科大学附属口腔医院

张　颖　广州医科大学附属口腔医院

张清彬　广州医科大学附属口腔医院

陈良娇　广州医科大学附属口腔医院

罗倩婷　广州医科大学附属口腔医院

曹　威　广州医科大学附属口腔医院

谭乐成　山东第一医科大学附属莱钢医院

魏子明　南方医科大学口腔医院

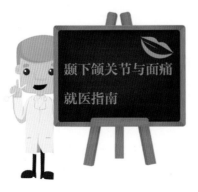

颞下颌关节与面痛

就医指南

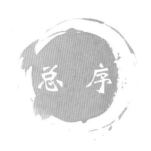

总　序

　　口腔是人体的第一门户,牙是人体最坚硬的器官,承担着咬切、咀嚼、发音、言语、美容、社交等生理功能。人们常说,牙好,胃口好,身体就好。口腔健康是人体健康的重要组成部分。2017年公布的第四次全国口腔健康流行病学调查结果显示几乎人人都存在口腔问题。口腔常见病主要有龋病、牙髓病、根尖周病、牙周病、唇腭裂、错𬌗畸形、牙缺损、牙列缺失、口腔黏膜癌前病损、口腔癌等。口腔慢性病如龋病、牙髓病、根尖周病作为牙源性病灶,可以引起全身系统性疾病;而一些全身性疾病,如血液系统疾病、罕见病等也可在口腔出现表征,严重影响人体健康和生活质量。为提高百姓口腔卫生意识、促进全民口腔健康,我们编写了一套口腔科普图书"口腔科常见及多发病就医指南系列"。

　　本套书一共12册,细分到口腔各专业科室,针对患者的问题进行详细讲解,分别是《牙体牙髓病就医指南》《牙周病就医指南》《口腔黏膜病就医指南》《唇腭裂就医指南》《口腔颌面部肿瘤就医指南》《颜面整形与美容就医指南》《牙种植就医指南》《口腔正畸就医指南》《儿童牙病就医指南》《镶牙就医指南》《拔牙就医指南》《颞下颌关节与面痛就医指南》。主编分别由四川大学华西口腔医院、北京大学口腔医院、空军军医大学第三附属医院、中山大学附属口腔医院、南京医科大学附属口腔医院、中国医科大学附属口腔医院、广州医科大学附属口腔医院的权威口腔专科专家组成。

本套书以大众为读者对象，以患者为中心讲述口腔疾病的就医流程和注意事项，以症状为导向、以解决问题为目的阐述口腔疾病的防治，以老百姓的用语、接地气的语言将严谨、科学的口腔医学专业知识转化为通俗易懂的口腔常见病、多发病就医知识。具体有以下特点：①主编为权威口腔院校的知名专家、长期在口腔科临床工作的专科医生，具有多年行医的经验体会，他们在医学科普上均颇有建树；②编写时征询了患者对疾病想了解的相关问题和知识，采取一问一答的形式，以患者关心的角度和内容设问，用浅显的、易于理解的方式深入浅出地介绍口腔的基本知识，以及口腔常见病的病因、症状、危害、治疗、预后及预防等内容；③目录和正文内容均以患者就医的顺序，按照就医前、就医时、就医后编写疾病相关内容；④内容通俗易懂，文字生动，图文并茂，适合普通大众、非口腔专科医生阅读和学习；⑤部分图书配有增值服务，通过扫描二维码可观看更多的图片和视频。

编写团队希望读者认识口腔，提高防病意识，做到口腔疾病早预防、早诊治。全民健康从"齿"开始。

总主编　周学东

2019 年 1 月

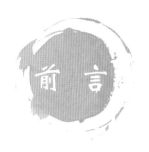

前言

颞下颌关节疾病和面痛是口腔颌面部常见的疾病,均被列在疑难杂症行列,且发病率都较高,如颞下颌关节紊乱病是口腔高发的四大疾病之一,三叉神经痛也是面部疼痛常见的疾病类型。

古今中外总有一些疾病被称为疑难杂症,那么什么是疑难杂症?通过总结临床近4万患者的诊疗经验,所谓疑难杂症,我认为有四点是重要的:其一是病因不明,临床上无法得出确切的致病因素;其二是疗效不定,少数疾病临床上尚无药到病除的诊疗方法,有些疾病即使有一些治疗方法,但要么治疗效果不佳,要么容易复发;其三,与心理因素相关;其四,与内分泌相关。

在日常和患者交流的过程中,常常遇到询问发病原因和治疗效果的情况,每次讲解至少5分钟,但患者仍然疑惑重重。如何让患者比较清楚所患疾病的前因后果?我认为科普是有用且可行的重要方法。秉承我亲自制订的科训"总怀感恩之心,总做真诚之事,总钻专业之术,总解病人之苦"的理念,我组织了部分临床中青年专家和医生,历经2年的时间,编写了这本科普书。

本书分为2章,从解剖开始,对临床诊断和治疗进行了阐述,力求图文并茂、层次清楚、简单易懂,达到专业性、科普性、可读性的有效结合。本书作为科普书,主要面对广大患者和临床医护人员,以及对颞下颌关节疾病和各种面痛有兴趣的人群。

在临床诊疗的路上，多少次遇到挫折我们毫不气馁，多少次跌倒我们一直坚持，只因为对这个专业的热爱和对广大患者朋友的牵挂。在新时代践行"敬佑生命、救死扶伤、甘于奉献、大爱无疆"的崇高精神，应该从点滴做起，从科普开始。

作为医生，我们牢记美国医生特鲁多的墓志铭："To cure sometimes，To relieve often，To comfort always"。这本科普书出版之际，更加由衷地希望所有人能够"面朝大海、春暖花开"。

最后，感谢本系列科普图书总主编周学东教授，感谢人民卫生出版社编辑的悉心指导，感谢医院领导的支持，感谢科室同事的配合，感谢全体编者的努力，感谢所有患者朋友的理解。由于编者水平有限，本书难免出现纰漏或有失偏颇，敬请广大读者给予指正，提出宝贵意见。

张清彬

2020 年 9 月

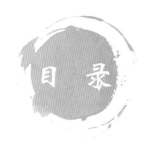

目 录

01

第一章
教你看懂你的脸

02

第二章

临床疾病

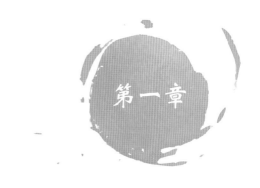

第一章

教你看懂你的脸

第一节　颅　面　骨

　　颅面骨共有 15 块骨,最大的是上颌骨和下颌骨,其余均较小,围绕大的骨块分布,由 2 块上颌骨、1 块下颌骨、2 块颧骨、2 块泪骨、2 块鼻骨、2 块下鼻甲、2 块腭骨、1 块犁骨和 1 块舌骨组成(图 1-1)。不成对的有:下颌骨、犁骨、舌骨,成对的有:上颌骨、腭骨、鼻骨,颧骨、泪骨、下鼻甲。

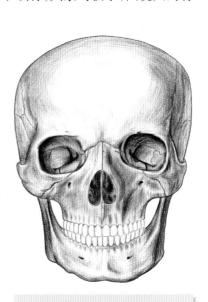

图 1-1　颅面骨

一、上颌骨

　　上颌骨(图 1-2)位于面部中央,分体部和 4 个突起,体内有空腔称上颌窦。上颌窦是一个锥体形腔,与鼻腔相通,邻近眼眶、颅内重要组织及上颌后牙的牙根。

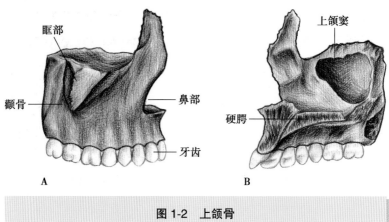

图 1-2　上颌骨
A. 外面观　B. 内面观

由于上颌骨邻近这些重要解剖结构,当其受到外力撞击发生骨折时,可出现面部塌陷、面中 1/3 变长、牙齿松动、眼周瘀斑、眼球下陷、鼻出血、脑脊液鼻漏等症状。

二、下颌骨

下颌骨(图 1-3)俗称"下巴",位于面下 1/3,是面部唯一能动的大骨,参与颞下颌关节的构成。下颌骨体呈弓状,下缘光滑,上缘有下牙槽供牙齿排列。

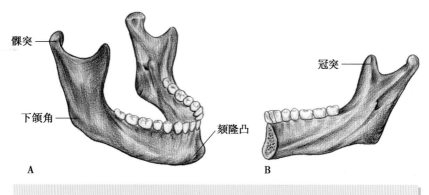

图 1-3　下颌骨
A. 外面观　B. 内面观

下颌支末端分叉形成前方的冠突、后方的髁突。髁突为颞下颌关节的组成部分。下颌骨受外力击打极易发生骨折，可造成局部疼痛、肿胀、面部畸形、张口受限和错𬌗畸形，有时还会导致舌后坠，影响呼吸功能。

三、其他颅面骨

颧骨有一对，位于面部两侧。泪骨有一对，位于眶内侧壁前部。鼻骨有一对，位于上颌骨的前内侧。下鼻甲有一对，附于上颌骨的鼻面。腭骨有一对，位于上颌骨鼻面后部。犁骨是一个，组成鼻中隔的后下部。舌骨是一个，位于下颌骨体的后下方。

第二节　颞下颌关节

颞下颌关节（图 1-4）是人体最精细的关节，俗称"挂钩"，最主要的功能是将下颌骨悬挂于上颌骨，起开闭口的功能。日常生活中的言语、进食等多种活动，都要靠它来实现。

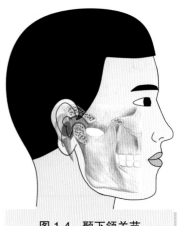

图 1-4　颞下颌关节

一、颞下颌关节的构成

颞下颌关节包括颞骨的关节窝和关节结节，下颌骨的髁突、关节囊、关节腔、关节盘、囊外韧带等（图 1-5）。

1. 关节窝、关节结节及髁突

（1）颞下颌关节窝：近似三角形，相当于关节盘和髁突的"容器"。髁突与此三角形中央的凹部以及周边（内、外侧，前部）比较吻合，加上关节盘在髁突

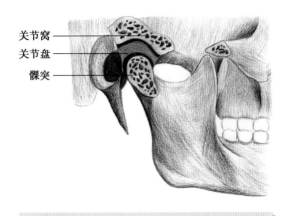

关节窝

关节盘

髁突

图 1-5　颞下颌关节

的前斜面与关节结节的后斜面之间的填充,以及髁突后斜面与关节窝的内斜面形态方向的吻合,使颞下颌关节成为一个结构比较稳定的关节。

(2)关节结节:由前后两个斜面组成,可引导髁突向前运动,又可阻止髁突过度向前运动,并承受关节压力。

(3)髁突:为下颌支的后突,外形略呈椭圆形,其内外径约为前后径的4倍(图1-6)。髁突在颞下颌关节内就像一个轮子,既可以在关节盘下方转动,又可以随关节盘一起在关节窝下方滑动。

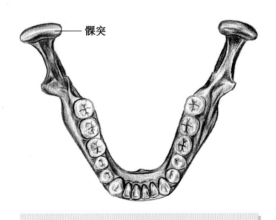

髁突

图 1-6　下颌骨髁突

2. 关节盘　关节盘位于关节窝与髁突之间,由坚韧的纤维组织构成(图1-7)。关节盘就像一层垫子,在关节窝和髁突之间起缓冲关节内压的作用,并可维持关节的稳定。关节盘的上表面:后方突起,与较深的关节窝匹配;前方略凹,与较平缓的关节结节相一致。下表面:与髁突外形契合。关节盘可分前、中、后三带。其中,中间带最薄,是关节盘穿孔的好发部位。

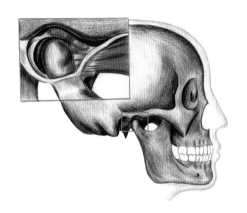
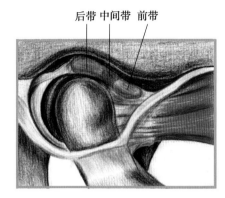

后带 中间带 前带

图 1-7　颞下颌关节盘

3. 关节腔　关节囊包裹关节,从而形成了关节腔,关节腔被关节盘分为关节上腔和关节下腔。关节腔内有滑液积存,滑液可起减压和缓冲作用,保护关节软骨面。当滑液分泌减少或性质改变时,会导致关节软骨受损。近年来,在临床上应用透明质酸钠或医用几丁糖进行关节腔内注射,就是为了补充这种类似滑液的黏弹性物质来增强关节内的流变学状态,起到缓解疼痛、改善症状的效果。

4. 关节囊　关节囊(图1-8)相当于束缚关节的袋子,包裹整个关节,密封关节腔。

5. 关节韧带　关节韧带(图1-9)是维持一个完整关节的组成部分,可长可短,是关节的附属结构,其主要功能是稳定关节,使髁突不会过度移动位置,从而限制和引导关节运动,起保护作用。如果过度运动,可能会造成关节韧带拉伤、弹力减弱,长此以往会导致关节脱位。

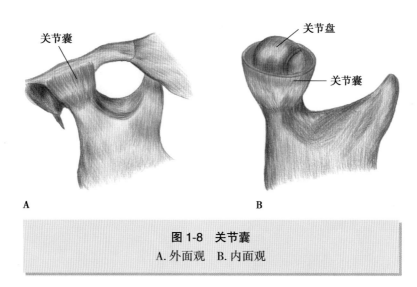

A   B

图 1-8　关节囊
A.外面观　B.内面观

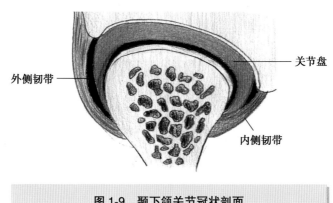

图 1-9　颞下颌关节冠状剖面

6. 颞下颌关节囊外韧带　颞下颌关节囊外韧带有三对(图 1-10),分为外侧、内侧和后端,主要功能为悬吊下颌,并限制下颌在正常范围内进行运动,对于维持颞下颌关节的稳定具有重要作用。

(1) 颞下颌韧带(外侧韧带):可限制髁突过度向下、向后运动,防止关节向侧方脱位。

(2) 茎突下颌韧带(内侧韧带):防止下颌过度向前移位。

(3) 蝶下颌韧带(后端韧带):具有保护进入下颌孔的神经血管的作用。

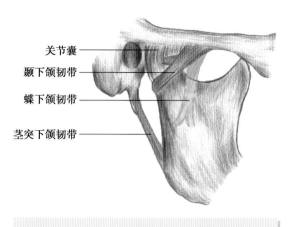

关节囊

颞下颌韧带

蝶下颌韧带

茎突下颌韧带

图 1-10 颞下颌关节囊外韧带

二、颞下颌关节的开口过程

张口时,髁突就像轮子一样在关节盘下方转动,随着张口度逐渐变大,髁突便随着关节盘像滑板一样沿着关节结节后斜面向前下方滑动,在滑动的同时,两侧髁突也顺横轴稍转动(图 1-11)。当髁突向下滑动到最大限度处,髁突即停止滑行而单纯转动,开口至最大。

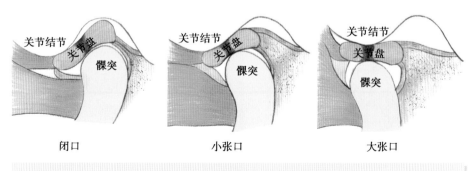

关节结节 关节盘 髁突

关节结节 关节盘 髁突

关节结节 关节盘 髁突

闭口

小张口

大张口

图 1-11 颞下颌关节开口过程

三、颞下颌关节检查

1. 张口度　正常人的平均自然张口度约相当于自身示指、中指、环指三指末节合拢时的宽度，平均约为 3.7cm（图 1-12）。略小于该数值者称为张口过小。满足下列指标者则称为张口受限：

（1）轻度张口受限：上下颌切牙切缘间仅可置两横指，开口度大于等于 2cm，小于 2.5cm。

（2）中度张口受限：上下颌切牙切缘间仅可置一横指，开口度大于等于 1cm，小于 2cm。

（3）重度张口受限：上下颌切牙切缘间距不足一横指，为 1cm 以内。

（4）完全性张口受限：完全不能张口，也称牙关紧闭。

2. 开口型　正常人开口型平直、不偏斜、不左右摆动，而颞下颌关节紊乱病患者常出现开口型异常（偏斜或歪曲）（图 1-13）。

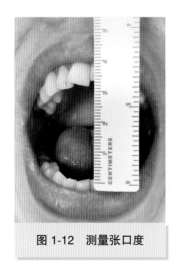

图 1-12　测量张口度

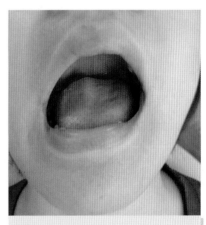

图 1-13　开口型偏斜

3. 压痛点　双手示指置于耳前（关节区），以适度压力触压关节，感觉是否有疼痛，并进行张口和闭口运动，注意关节是否有弹响或其他杂音。

第三节 咀 嚼 肌

咀嚼肌由咬肌、颞肌、翼内肌和翼外肌组成,呈左右对称分布(图1-14)。咀嚼肌的作用是参与开闭口和咀嚼运动。

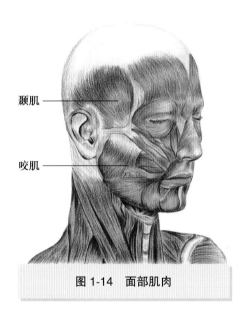

颞肌

咬肌

图1-14 面部肌肉

一、咬肌

咬肌分为深浅两层,呈方形(图1-15)。用力咬牙时,面颊两侧比较硬的部位就是咬肌。咬肌与其他肌肉一起完成咀嚼。影响咬肌大小的因素有人种、性别、年龄、脸型等。一般来讲,男性比女性发达,老年人比年轻人发达。经常吃硬食的人,咬肌会相应地发达、粗大。

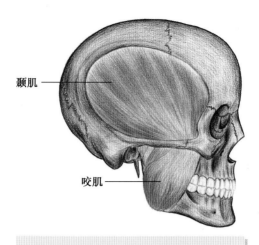

图 1-15　颞肌和咬肌

二、颞肌

颞肌分为前、中、后三束,呈扇形,位于咬肌上方,即耳朵上方,左右对称(图 1-15)。颞肌舒张时可以固定下颌,维持下颌稳定,收缩时提升下颌。

三、翼内肌

翼内肌有深、浅两头,位于面部深处,两侧对称(图 1-16)。翼内肌有上提

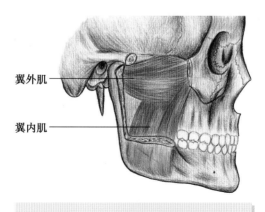

图 1-16　翼内肌和翼外肌

下颌及辅助下颌运动的作用。

四、翼外肌

翼外肌有上、下两头,位于面部深处、翼内肌外侧,两侧对称(图 1-16)。翼外肌的主要功能是收缩时上提下颌,参与开闭口运动。

第四节　头面部血管

一、动脉

头面部的血供非常丰富,口腔颌面部的血供主要来源于颈总动脉和锁骨下动脉,动脉之间有非常丰富的分支吻合,形成广泛的动脉网(图 1-17)。

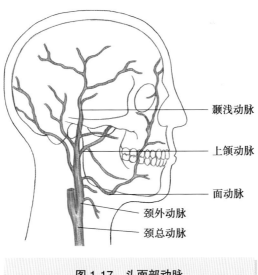

图 1-17　头面部动脉

颈外动脉的重要分支如下：

1. 舌动脉　舌动脉起自颈外动脉,在行程中以舌骨舌肌为界分为三段,供血部位有舌部的肌肉和黏膜、舌下腺、口底黏膜。

2. 面动脉　面动脉起自颈外动脉。面动脉的搏动在下颌骨下缘与咬肌前缘相交处可以触及。面动脉供血区出血时,压迫此点可有一定的止血作用,也可用于数脉搏。面动脉的分支有下唇动脉、上唇动脉和鼻外侧动脉。

3. 上颌动脉　依其行径与骨和肌的关系可分为三段,各段均有重要分支。第一段:下颌段;第二段:翼肌段(最长);第三段:翼腭段,为上颌动脉的末段。供血区包括硬脑膜、下颌骨、下颌磨牙、前磨牙、牙槽突、牙周膜、牙龈,还有咀嚼肌、颊肌以及颞下颌关节囊等结构。

4. 颞浅动脉　是颈外动脉的终支之一,在下颌骨髁突颈平面,于腮腺深面由颈外动脉发出,经外耳道软骨前上方,与颞浅静脉和耳颞神经伴行,于腮腺上缘穿出,越过颧骨颧突根部表面,于眶上缘平面以上分为额、顶两终支,分布于额部和顶部的肌和皮肤,与对侧同名动脉及枕动脉等的分支广泛吻合。颞浅动脉位置表浅,其搏动可在耳屏前方触及。

二、静脉

头面部的静脉分支和吻合较动脉多、变异大。面部的静脉分为浅静脉和深静脉,其中深静脉一般与同名动脉伴行,分布于皮肤深处;而浅静脉分布于表层比较浅的位置(图1-18)。

1. 浅静脉

(1)面静脉:起自内眦静脉,注入颈内静脉。面静脉经眼静脉与海绵窦交通。口角平面以上的一段面静脉通常无瓣膜,面肌的收缩可促使血液逆流。因此,在两侧口角至鼻根连线所形成的三角区内,若发生化脓性感染时,易沿上述途径逆行至海绵窦,导致颅内感染,故此区有面部"危险三角"之称。

(2)颞浅静脉:起自头皮内静脉网,最后与上颌静脉汇合成下颌后静脉。

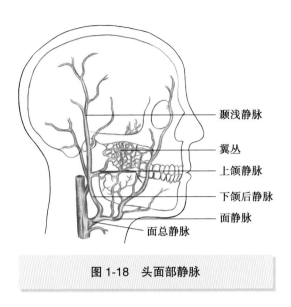

图 1-18　头面部静脉

图中标注：
颞浅静脉
翼丛
上颌静脉
下颌后静脉
面静脉
面总静脉

2. 深静脉

（1）翼丛：位于颞下窝内，相当于上颌结节后上方，凡与上颌动脉分支伴行的静脉均参与此静脉丛的构成。翼丛主要收集口腔颌面部及眼部的静脉血，这些交通静脉可将该处感染扩散蔓延至海绵窦，从而引发颅内感染。

（2）上颌静脉：位于颞下窝内，起始于翼丛的后端，于下颌支后缘附近处汇入下颌后静脉。

（3）下颌后静脉：下颌后静脉出腮腺下端后，有面神经的下颌缘支跨越其浅面。

（4）面总静脉：为一短粗静脉干，由面静脉和下颌后静脉的前支汇合而成，汇入颈内静脉。

第五节　三叉神经

三叉神经像地球上的江河湖海一样走行在头面部，是面部最粗大的神经（图 1-19）。主干道围绕颌面表面，分为三个分支：眼神经、上颌神经、下颌神经

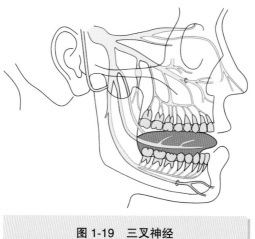

图 1-19　三叉神经

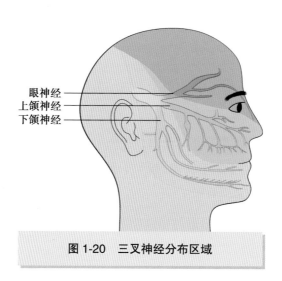

眼神经 ——
上颌神经 ——
下颌神经 ——

图 1-20　三叉神经分布区域

（图 1-20）。三大分支不断延展,沿途不断发出小分支,控制头面部运动和传递头面部感觉。

一、眼神经

眼神经在三支中最小,分布于额头上部、眼睑上部、鼻部表面皮肤以及眼球、泪腺等。

二、上颌神经

上颌神经位于三支中间,其分支分布于上排的牙齿和牙龈,鼻腔、口腔的黏膜以及眼睑的面部皮肤。

三、下颌神经

下颌神经为混合神经,是三支中最粗大的分支,分为许多支,支配咀嚼肌,分布于下颌牙和牙龈、舌和口底黏膜以及下颌的面部皮肤。

第六节　面　神　经

与三叉神经一样,面神经也是头面部神经中重要的一员,其在颅外段的分支呈放射状分布在面部,支配面部表情肌的运动,当进行皱眉、闭眼、微笑、噘嘴、鼓腮等动作时,就是面神经在发挥作用。如果面神经不慎损伤,就可能出现面瘫。

支配面部表情肌的面神经主要有五个分支(图1-21):

1. 颞支　分布于额肌、眼轮匝肌上份等。面上部手术时,颞支是最易受损,受损后功能不易恢复的神经之一。颞支受伤之后会出现同侧额纹消失、不能皱眉等症状,应细心加以保护。

2. 颧支　支配上、下眼轮匝肌,前至颧大肌等。颧支损伤后会无法闭眼,使异物容易进入眼内,造成角膜溃疡、角膜云翳或角膜白斑,导致视力障碍甚至失明。

3. 颊支　颊支损伤可出现鼻唇沟变浅或消失、鼓腮无力、上唇运动减弱或偏斜,以及食物积存于颊部等症状。

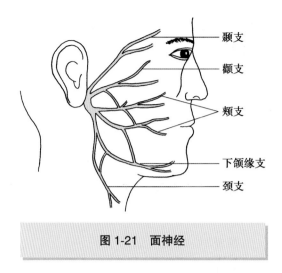

图 1-21　面神经

4. 下颌缘支　下颌缘支损伤可导致患侧口角下垂和流口水。

5. 颈支　颈支受损引起颈阔肌运动障碍,会影响口角的微笑活动。

第七节　舌咽神经

舌咽神经为混合神经(图 1-22)。其功能主要是控制茎突咽肌、腮腺、部分

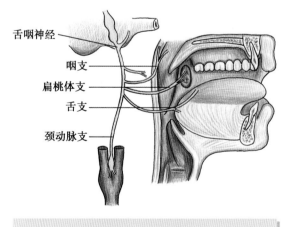

图 1-22　舌咽神经

味蕾和收集来自耳部后部的感觉等,主要与吞咽、构音、唾液的分泌、咽的感觉以及舌后 1/3 的味觉和感觉有关。

一、舌咽神经分支

1. 鼓室神经　发自下神经节,进入鼓室,发出许多小支,分布至鼓室、乳突小房和咽鼓管的黏膜。鼓室神经的终支为岩小神经,分布于腮腺,控制其分泌。

2. 颈动脉窦支　颈动脉窦支 1~2 支,自颈静脉孔下方发出,沿颈内动脉下降,分布于颈动脉窦和颈动脉小球。颈动脉窦是压力感受器,颈动脉小球是化学感受器,分别感受血压和血液中二氧化碳浓度的变化,反射性地调节血压和呼吸。

3. 舌支　分布于舌后 1/3 的黏膜和味蕾,司黏膜的一般感觉和味觉。此外,舌咽神经还出发咽支、扁桃体支和茎突咽肌支等。

4. 耳神经节　为副交感神经节,在卵圆孔的下方,贴附于下颌神经的内侧。有四个根:副交感根,司腮腺的分泌;交感根,来自脑膜中动脉交感丛;运动根,分布于鼓膜张肌和腭帆张肌;感觉根,来自耳颞神经,分布于腮腺。

二、舌咽神经损伤的表现

舌咽神经损伤的表现为舌后 1/3 味觉消失,舌根及咽峡区痛觉消失,咽反射减弱或消失,唾液分泌功能障碍。

第八节　蝶腭神经

蝶腭神经又称翼腭神经,是三叉神经上颌支的分支,常分为鼻支、腭支。

一、蝶腭神经分支

1. 鼻支 经蝶腭孔入鼻腔,分布于鼻甲和鼻中隔的黏膜,其中一支称鼻腭神经,分布于鼻中隔,向下走行还分布于上颌的中切牙、侧切牙和尖牙,然后再发出分支与上牙槽神经交通,共同分布于上颌中切牙。

2. 腭支 又称腭神经,分腭前、中、后三支。经翼腭管下降至腭。腭前神经最粗,穿出腭大孔向前分布于上颌尖牙,上颌第一、第二前磨牙,以及第一至第三磨牙的腭侧黏骨膜和牙龈,并在上颌尖牙的腭侧与鼻腭神经吻合。腭中后神经分布于软腭及腭扁桃体。

二、蝶腭神经节

蝶腭神经节(图 1-23)又称翼腭神经节,是位于翼腭窝内的副交感神经节。鼻黏膜的血供部分受蝶腭神经节控制。蝶腭神经节支配泪腺、鼻窦、鼻腔黏膜和咽部的腺体,以及硬腭部分的黏膜,与前方的鼻腭神经相互交联。

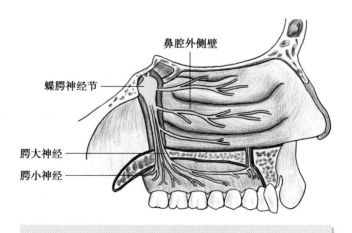

图 1-23　蝶腭神经

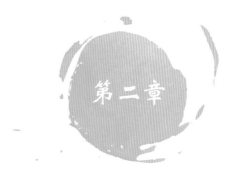

第二章

临 床 疾 病

第一节 颞下颌关节紊乱病

日常生活和临床中人们对颞下颌关节脱位(俗称"下巴掉了")并不陌生,但是说到颞下颌关节紊乱病却鲜有所闻。因为大家对这种疾病了解太少,甚至不认为这是一种病,往往严重到需要住院手术了才引起重视。那么,到底什么是颞下颌关节紊乱病呢? 我们又该如何应对?

一、什么是颞下颌关节紊乱病?

颞下颌关节紊乱病是口腔颌面部的常见病之一,是口腔临床发病率最高的四大疾病之一(龋病、牙周病、颞下颌关节紊乱病、错𬌗畸形)。颞下颌关节紊乱病好发于青中年,女性多见,以 20~30 岁患病率最高,发病率达 28%~88%。颞下颌关节紊乱病分为咀嚼肌紊乱病、结构紊乱病、炎性病和骨关节病类。当出现下列症状时,应警惕颞下颌关节紊乱病。

1. 颞下颌关节疼痛 一般情况下,关节不会无原因疼痛。关节紊乱时的疼痛在早上起床时不明显,随着日常活动及进食慢慢加重,重者会伴有牙痛、头痛。

2. 关节功能发生异常　比如开口过大或过小,张闭口时关节突然"卡住"了,张口时明显可见口角歪斜,这些都属于关节功能发生异常的表现。

3. 关节异响　在张口或者闭口时突然听到"咯噔"的声音。

二、颞下颌关节紊乱病的病因是什么?

1. 精神心理因素　焦虑症、抑郁症、Munchausen 综合征患者往往容易患颞下颌关节紊乱病。

2. 咬合因素　牙齿过度磨损、牙缺失太多、不良修复体造成咬合干扰或𬌗垫过高使颌间距离增大等,使关节内部结构失去平衡,导致颞下颌关节紊乱。

3. 创伤因素　夜间磨牙、喜欢咬硬物、长期嚼口香糖、脸部寒冷刺激、脸部外伤、突然咬硬物或者打哈欠时张开口过大,这些都可以导致关节劳损和挫伤、咀嚼肌功能失调而诱发此病。

4. 其他因素　代谢因素、激素水平的改变也容易诱发此病。

三、颞下颌关节紊乱病如何治疗?

1. 改正不良生活习惯　学会放松精神,过度紧张者可辅以心理干预,进食软食,最好不要吃口香糖,不要偏侧咀嚼,严重夜磨牙可戴𬌗垫睡觉。

2. 及时就诊　如果发病应该尽早就诊,关节疼痛者可遵医嘱服用止痛药,还可行利多卡因关节腔封闭注射。

3. 手术治疗　疾病早期可选择保守治疗,但如果发展成了骨关节病,严重影响生活就要进行手术治疗。

四、精神压力与颞下颌关节紊乱病的关系是什么？

1969 年美国医生 Laskin 经过研究提出了颞下颌关节紊乱病的生理心理病因学说，认为咀嚼肌痉挛与精神紧张、疲劳等神经因素（图 2-1）有关。Clark 检查颞下颌关节紊乱病患者尿中的儿茶酚胺浓度比正常人高，说明患者存在精神紧张。通过袖珍肌电仪证明夜磨牙的程度和颞下颌关节紊乱病的症状明显相关，而夜磨牙与白天精神紧张又有明显的关系。不少学者通过心

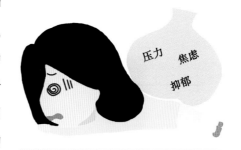

图 2-1　精神因素

理因素问卷调查也发现，颞下颌关节紊乱病患者常有焦虑、精神紧张、易怒、失眠等精神症状。近年来，国内研究发现颞下颌关节内广泛分布释放 P 物质的神经纤维。在情绪及精神紧张情况下，可使血管扩张，诱发炎症反应等，引起疼痛。临床研究也证实疼痛性颞下颌关节紊乱病患者关节液内 P 物质含量明显高于无痛性颞下颌关节紊乱病患者。

综上所述，颞下颌关节紊乱病患者应该对该疾病有正确的认识，保持心情愉悦，与医生建立良好的沟通，消除不必要的恐惧。

第二节　颞下颌关节盘错位

很多人在张闭口、说话、吃饭时发现耳前关节发出"咔咔"响声，以为是正常现象或者认为这不是疾病，没有引起重视从而未能接受及时有效的治疗，最后导致张口受限、张闭口疼痛等。其实，这是一种很常见的疾病——颞下颌关节盘错位（图 2-2）。

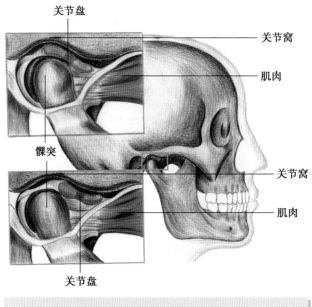

关节盘

关节窝

肌肉

髁突

关节窝

肌肉

关节盘

图 2-2　颞下颌关节盘错位

一、颞下颌关节盘错位有什么表现?

据临床流行病学研究,此病好发于青壮年和中老年人,且女性发病率较高。其四大临床表现如下:

1. 关节区疼痛　一般情况下,关节不会无原因疼痛。关节紊乱时的疼痛在早上起床时不明显,会随着日常活动及进食慢慢加重,重者会伴有牙痛、头痛。

2. 开口度或开口型异常　比如说开口过大或者过小,或者在张口闭口时突然"卡住"了,还有的人张口时明显看得出口角是歪的,这些都属于开口度或开口型异常。

3. 关节弹响与杂音　在张口或者闭口时突然听到"咯噔"的声音。

4. 头痛、颈痛、肩痛及耳部症状　临床上大约有5%的患者伴有头痛、颈痛、肩痛及耳部症状。

二、颞下颌关节盘错位的病因是什么？

颞下颌关节盘错位是颞下颌关节紊乱病常见的一种类型，是口腔颌面部的常见疾病，发病机制尚未完全明确。目前认为与该疾病有关的因素为：

1. 精神因素　比如心理压力过大、过度焦虑、疲劳等对颞下颌关节盘错位的引发和加重有重要的影响。

2. 创伤因素　很多患者的颞下颌关节曾受外力撞击、咬硬物、张口过大（如打哈欠）等急性创伤。还有一些患者有经常咀嚼硬食、夜间磨牙、白天紧咬牙、单侧咀嚼、长时间嗑瓜子、嚼口香糖、口呼吸等不良习惯。

3. 咬合因素　如牙齿不齐、牙齿过度磨损、牙齿缺失过多等。咬合关系的紊乱，可使颞下颌关节受力不正常，关节内部结构受损。

4. 关节解剖因素　现代人的颞下颌关节有更多的运动类型，且灵活性好，但是关节的承重能力降低了，以致颞下颌关节在受到外力时可能发生错位。不控制地打哈欠，接受口腔科治疗时间过长等，都可能诱发颞下颌关节盘错位。

5. 免疫因素　有研究表明，关节软骨的主要成分如胶原蛋白、多糖和软骨细胞都具有抗原性，由于关节软骨有基质包裹，从胚胎到成人都和血管系统隔绝，成为封闭抗原，不能被自身免疫系统识别。但是，当关节软骨由于错位等原因被破坏后，软骨成分就暴露在免疫系统，可能引起免疫反应。因此，颞下颌关节盘错位与自身免疫反应有关。

6. 其他因素　关节区受到寒冷刺激或保持不良姿势，如用手支撑下颌的不良习惯、长时间低头驼背伏案工作，可造成头颈部肌链的张力不平衡，引起肌功能紊乱从而诱发颞下颌关节盘错位。

三、颞下颌关节盘错位如何治疗?

(一)咬合板治疗

咬合板(图 2-3)是一种可摘矫治器,多由聚丙烯酸或高分子材料制作而成。咬合板用途很多,包括暂时性调整咬合,使颞下颌关节处于肌骨稳定位,还可以通过达到最佳咬合状态减少异常的肌肉活动,促进正常的神经肌肉功能,从而调整神经肌肉反射。

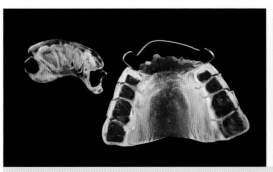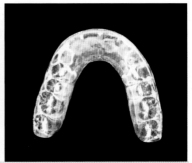

图 2-3　咬合板

根据笔者治疗 2 万多例患者的临床经验,咬合板治疗是治疗颞下颌关节盘错位的一种有效、保守且可逆的方法。咬合板的优点很多,首先可以作为治疗性诊断的重要方法,若怀疑是错𬌗畸形导致的颞下颌关节盘错位,咬合板可以较快且可逆地达到预期的咬合状态和治疗效果。咬合板的另一个优点是缓解症状,但是目前尚不清楚其具体机制。咬合板具有可逆且无创的优势,因而在大部分病例中作为早期或长期治疗颞下颌关节盘错位的方法。

咬合板配戴的注意事项:

1. 咬合板有几十种,需要专科医生根据患者的具体情况来制作和修整,患者不能自行购买擅自使用。

2. 每天戴用的时间要严格遵守医嘱,不得任意增减。一般每天戴 12 个小时左右,总时间控制在 6 个月内为宜。

3. 戴咬合板时应保持面部肌肉放松,不要刻意紧咬或松开。

4. 刚开始戴咬合板时,可能会出现晨起轻度牙齿酸痛、唾液分泌增多、发音异常、舌体运动受影响等,这些都属于正常现象,随着配戴时间的延长,会逐步适应。

5. 咬合板不戴时应将其清理干净后干燥放置或者浸泡在纯净水中,放入热水中易造成咬合板变形。建议定期用牙膏或假牙清洗剂清洗,以保持干净卫生。

6. 一定要注意:早晨取下咬合板时,如果有天然牙列咬合位置变化的感觉,则提示咬合板有咬合干扰或咬合板表面塑形没有达到预定目标,需要尽快复诊并重新调磨咬合面。

7. 咬合板如有破损或严重磨耗,建议停止戴用,以免因咬合面接触不当造成天然牙的咬合变化。

8. 咬合板配戴过程中,如果发现任何其他不适,应尽快与医生联系。

(二) 关节腔注射

关节腔内药物注射(图 2-4)是目前颞下颌关节盘错位比较有效的治疗手段,介于手术与非手术之间,有着微创、操作简单、并发症少的特点。常用的药物有医用透明质酸钠凝胶或医用几丁糖,主要作用是润滑关节,控制关节内炎症,消除疼痛。主要的注射方法有以下几种:

1. 关节区封闭　指将药物直接注射在关节周围,一般在疼痛区域,多在

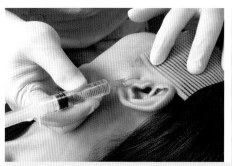
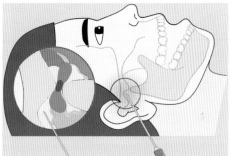

图 2-4　关节腔注射

关节后区,常用药物为局麻药或糖皮质激素。

2. 关节腔注射 指将药物直接注射在颞下颌关节上腔或下腔内。

3. 关节腔灌洗 颞下颌关节盘错位发作时,患者关节液中会出现一些炎症介质、免疫物质和一些软骨碎片、絮状物等。关节腔灌洗是通过灌洗的方法去除这些物质。

4. 关节滑膜下注射 是指将药物注射在关节上腔的滑膜下,但是普通注射很难准确定位,一般在颞下颌关节镜下注射。

(三)微创治疗

根据笔者近 10 年的临床研究和近 3 万患者的诊疗经验,85% 的颞下颌关节盘错位患者可以通过保守序列治疗取得较好的治疗效果,还有 15% 的患者需要手术治疗,其中 10% 的患者可以通过微创关节镜治疗(图 2-5),其余的患者往往需要外科手术干预才能取得疗效。

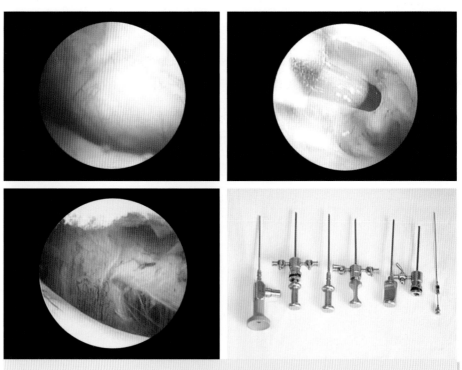

图 2-5 关节镜治疗

传统的颞下颌关节手术需要开刀,尽管采用了耳屏前的美容切口,但有时还是会出现不可避免的面部瘢痕,以及面神经损伤导致面瘫等严重并发症。颞下颌关节镜手术是近 20 年发展起来的新型微创技术,避免了开放性手术的缺点,具有损伤小、安全系数高、面部不留瘢痕、治疗效果好的优势。目前,国外及国内几家大型口腔医院均已开展了此项工作。笔者认为其适应证如下:①保守治疗 5 次以上效果欠佳;②与咀嚼相关的持续性疼痛超过半年;③关节造影提示关节盘不可复前移位,且无穿孔者;④颞下颌关节腔内未发现占位性病变;⑤髁突或关节窝骨质正常。

颞下颌关节镜治疗通过在皮肤切开 2 个筷子横截面大小或更小的切口(5~6mm),将摄像头、手术器具伸入颞下颌关节上腔内,在显示器下进行治疗。通过关节镜,可在直视下进行关节腔灌洗、关节前隐窝粘连松解、关节盘复位、关节囊紧缩及关节内滑膜炎性组织烧灼切除等手术操作。手术历时一般大约 60 分钟左右,大部分是在全麻下进行,只有少数患者是在局麻下进行。

与传统开放性手术相比,关节镜手术切口小、对周围组织损伤小、手术时间短、出血少、瘢痕隐蔽、并发症少,且又可在全麻无痛下实施,较易被患者接受,并在一定程度上取代了传统的开放性关节手术。但是也有其弊端,如视野不够清晰、手术效果不彻底(70% 有效)、耗材较贵、无法进行缝合等。

(四)开放性手术治疗

颞下颌关节盘错位以保守治疗为主,保守治疗无效时可行关节镜手术或开放性手术治疗。开放性手术术式有关节粘连剥离术、关节腔冲洗术、关节盘复位术等。由于手术区域涉及面部美观,常用的切口有耳前切口、下颌下切口,一般不会留下明显的手术瘢痕。开放性手术后须流质饮食,1 周后拆线,并且应早期进行开口锻炼。

四、颞下颌关节盘错位如何预防?

根据关节盘错位的原因,一部分错位是可以预防的,应做到以下几点:

1. 保持良好的心态,有效调整工作生活中遇到的压力。

2. 养成好的咀嚼习惯,不只用一侧牙齿咀嚼食物(图 2-6),不咬过硬的食物,不过度张口。

3. 磨牙症患者需及时治疗。

4. 及时补牙、镶牙,保持正常的咬合关系。

5. 避免面部受寒冷刺激。

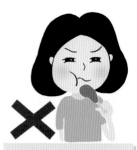

图 2-6　不应偏侧咀嚼

五、颞下颌关节盘错位与颞下颌关节紊乱病的关系是什么?

颞下颌关节紊乱病是一组疾病的总称,包括咀嚼肌紊乱、关节结构紊乱、炎性疾病和骨关节病等。颞下颌关节盘错位属于关节结构紊乱的范畴,包括可复性关节盘前移位和不可复性关节盘前移位。所谓关节盘前移位,就是关节盘向前移动了,挡住了髁突的"路",髁突碰到了一个移位的关节盘。可复就是髁突能够勉强把错位的关节盘来回挤动,但是关节盘仍在错误的位置上。不可复就是髁突挤不动。

六、颞下颌关节腔注射疼痛的原因是什么? 如何处理?

笔者分析原因如下:①无论透明质酸钠凝胶还是医用几丁糖,虽然都有国家批准的关节腔注射资质,但对身体来说还是异物,部分敏感患者无法耐受而导致疼痛;②关节腔注射后,激活了疼痛因子导致疼痛;③关节腔注射时穿刺伤不可避免,穿刺伤会伤害关节内的结构,导致疼痛;④部分患者剧烈疼痛可能是疾病发展的必经阶段,疾病的发展有时是不可预测的。在疾病发展的不同阶段,其疼痛程度是不一样的,所以有时候即使不进行关节腔注射,也可能会出现疼痛;⑤不明原因,任何事情,包括疼痛的发生,都有其可知性和不可知性。

如果发生剧烈疼痛怎么办？一般来说，透明质酸钠凝胶或医用几丁糖的吸收大约需要 2~5 天的时间，此时可进行适当的物理治疗，绝大部分患者的疼痛待药物吸收后可缓解。如果超过 5 天还持续剧烈疼痛，可以做关节腔灌洗术，把关节腔里未吸收的药物冲洗出来，一般再过两三天疼痛可明显缓解。

第三节　牙齿不齐

一、什么是牙齿不齐？

牙齿不齐的专业名称为错𬌗畸形(图 2-7)，主要指在生长发育过程中，由先天因素或后天因素，如疾病、口腔不良习惯、替牙障碍、外伤等原因造成的如牙齿排列不齐、上下牙弓𬌗关系异常、颌骨大小形态位置异常、面部畸形等，常见的有"哨牙""地包天"等。牙齿不齐不仅会影响面部美观，而且会影响咀嚼功能及咬合关系(图 2-8)，并可能导致颞下颌关节紊乱病，因此牙齿不整齐要及时进行纠正。

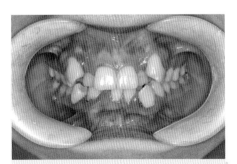

图 2-7　牙齿不齐

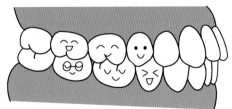

图 2-8　正常咬合

二、牙齿不齐的病因是什么？

造成牙齿不齐的原因有很多,其中最常见的有以下几种:

1. 牙过早缺失　牙齿早失且未及时修复会导致缺牙间隙两侧邻牙倾斜,导致错𬌗畸形。

2. 不良习惯　习惯性吮指、咬唇、咬物、伸下颌、只用一侧牙咀嚼等,可以引起错𬌗畸形。

3. 额外牙　额外牙也能引起牙齿排列不齐、咬合错乱等。

4. 先天性缺失牙　多为先天发育原因。

5. 乳牙滞留　个别乳牙逾期不脱落为乳牙滞留,可导致替换的恒牙萌出受阻或错位萌出。

每个人的咬合情况都是不一样的,若发现牙齿不齐,应该及时就诊,避免不良影响。

三、牙齿不齐有哪些危害？

1. 影响颅颌面发育　在儿童生长发育过程中,由于错𬌗畸形妨碍颌面软硬组织的正常发育,使面部呈现凹面或凸面,影响面部美观。

2. 影响口腔健康　排列不齐的牙齿容易积存食物,刷牙时也不易刷干净,易发生蛀牙及牙龈、牙周炎症,严重的话会导致牙周病。

3. 影响颞下颌关节功能　颞下颌关节是人体的特殊关节,和牙齿有着密切的关系,牙齿的排列情况会直接影响到上下颌牙的咬合关系。咬合、肌肉、颞下颌关节这三者是一个整体,当颞下颌关节运动时这三者会整体运动。所以咬合关系决定着颞下颌关节髁突即关节头的位置,牙齿排列不整齐时会导致咬合关系异常,从而使关节头离开正常的位置,导致颞下颌关节结构紊乱,进而发展为颞下颌关节功能紊乱即颞下颌关节紊乱病,出现关节弹响、疼痛、张口受限等症状。

4. 影响心理健康　牙齿不齐会影响颜面部的美观，会使人的自信心受到伤害，容易产生心理问题。

四、牙齿不齐如何治疗？

治疗牙齿不齐的主要方法是正畸(图 2-9)，俗称"矫牙"。矫治方法视牙列拥挤程度包括扩大牙弓、邻面去釉、拔除正畸牙等。正畸治疗主要是调整上下颌骨之间、上下颌牙齿之间、牙齿与颌骨之间和联系它们的神经及肌肉之间不正常的关系，从而达到口颌系统的平衡、稳定和美观。其专业性强、涉及学科广泛，不正规的正畸治疗可能会导致牙周损伤、咬合功能障碍、颞下颌关节紊乱等危害，往往难以补救，因此选择正规的医院或诊所十分重要，当然在矫正牙齿之前别忘了先去看看颞下颌关节。

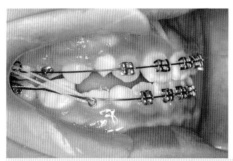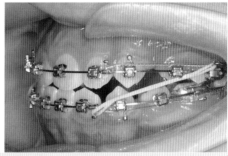

图 2-9　正畸治疗

五、牙齿咬合与颞下颌关节紊乱病的关系是什么？

颞下颌关节紊乱病患者常有明显的咬合关系紊乱，包括牙尖早接触、严重的锁𬌗、多数后牙缺失(图 2-10)及𬌗面过度磨耗至垂直距离过低等。一旦消除这些因素，关节紊乱的症状可缓解或消失。

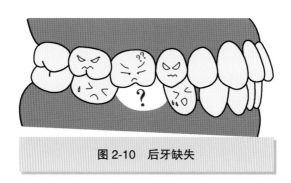

图 2-10　后牙缺失

第四节　颞下颌关节盘穿孔

颞下颌关节紊乱病指累及颞下颌关节和 / 或咀嚼肌系统，引起关节疼痛、弹响及张口受限等一组疾病的总称。目前颞下颌关节紊乱病的发病原因不明，有研究认为可能与心理因素、𬌗因素、机械性损伤等有关。继发性颞下颌关节紊乱病可能与颞下颌关节持续承受异常压力、咬硬物、偏侧咀嚼、紧咬牙、外伤等相关，上述因素使关节表面软骨被破坏，导致颞下颌关节盘穿孔发生。

一、什么是颞下颌关节盘?

颞下颌关节是全身唯一的左右联动关节，是人体最复杂的关节之一。其由颞骨的关节面，下颌骨的髁突，两者之间的关节盘、关节囊和关节韧带组成。关节盘位于关节窝、关节结节和髁突之间，呈椭圆形，内外径大于前后径。关节盘从前到后分为五部分：

1. 前带　较厚，约 2mm，主要由前后方向排列的胶原纤维和弹力纤维组成。

2. 前伸部　位于前带前方，由上下两部组成，即颞前附着和下颌前附着。两个附着之间有翼外肌下头的肌腱。

3. 中间带 最薄,位于关节结节后斜面和髁突前斜面之间,有滑膜覆盖,为关节的负重区,亦是关节盘穿孔的好发部位。

4. 后带 最厚,位于髁突横嵴和关节窝顶之间。有滑膜覆盖,无血管及神经成分。

5. 双板区 分为上下两层,上层止于鼓鳞裂和岩鳞裂,即颞后附着;下层止于髁突后斜面的后端,即下颌后附着。两层之间为疏松结缔组织。

二、颞下颌关节盘的特点是什么?

关节盘在解剖结构和功能方面的特点如下:

1. 使上下关节面吻合。由于关节窝明显大于髁突,关节盘在关节窝、关节结节与髁突之间形成盘颞关节(滑动关节)和盘髁关节(铰链关节),使上下关节面吻合,便于运动。

2. 改变颞下颌关节运动的轴向。髁突的横轴与颅骨的额平面呈 $20°\sim35°$ 角,关节结节亦如此。正常开口时,由于关节盘位于髁突和颞骨关节面之间,要承受侧方移位力,翼外肌上头收缩可防止关节盘的侧方移位。因此,关节盘和翼外肌对改变颞下颌关节运动的轴向具有重要作用。

3. 缓冲拉力和压力。在下颌运动时,关节盘受到压力和拉力,关节盘外层的致密纤维网可以维护其形态,上下层的波浪形胶原纤维能缓冲咀嚼压力。

4. 保持关节盘与髁突平衡。关节盘双板区上粗大的弹力纤维和关节盘前方附着的翼外肌上头组成了一对保持关节盘和髁突在静态和动态中的平衡结构。

5. 营养、润滑功能。关节盘上下面的滑膜及双板区的血管能产生滑液,为关节盘及关节纤维软骨提供营养,还能起到润滑的作用。

三、什么是颞下颌关节盘穿孔？

颞下颌关节盘穿孔（图 2-11）是由于种种原因导致关节盘完整性被破坏，在关节盘上出现了"洞"，可为 5~10mm 的"大洞"，亦可为 1mm 左右的"小洞"。关节盘穿孔的主要原因是局部长期磨损，尤其是经常咀嚼硬物的刺激和磨损，常见的表现为颞下颌关节弹响声、摩擦加重。其次，与长期咀嚼硬物，关节腔内压力大相关。再次，髁突骨质异常，有尖锐骨刺，长期作用于关节盘导致穿孔。

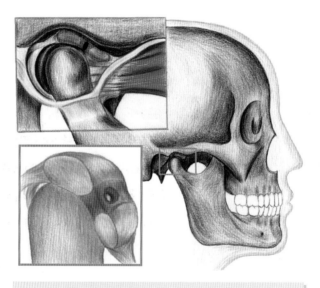

图 2-11　颞下颌关节盘穿孔

临床表现：开闭口关节区破碎音或摩擦音，有时伴有长期的颞下颌关节疼痛。

辅助检查：传统方法可以采用颞下颌关节造影，此法已经应用几十年，具有良好的诊断效果。另外，磁共振可用来确定关节盘的位置，但并不是所有的穿孔都能看见。

四、颞下颌关节盘穿孔如何治疗？

早期大部分学者支持手术治疗。20世纪80年代初期，关节造影术完全可以确诊关节盘移位、破裂、穿孔等。当时认为关节盘破了可修补，关节盘移位可复位，即使关节盘破裂不能修补也可以人工置换。手术治疗多采用关节盘穿孔修补术和关节盘置换术。但是随着科技的进步与发展，治疗理念有了很大的变化。笔者采用序列梯度治疗方案，取得了较好的治疗效果。

1. 注射治疗 通过在关节腔内注射透明质酸钠或医用几丁糖凝胶，增加关节腔内的润滑程度，减少摩擦，缓解疼痛。

2. 咬合板治疗 咬合板有几十种之多，其中常用的有四五种，主要是利用咬合关系的改变，调整髁突在关节窝内的位置，从而调整关节盘的位置和关节腔内的压力，减小摩擦，缓解疼痛。

3. 关节盘穿孔修补术 通过外科手术修补关节盘穿孔。

4. 关节盘置换术 适应证：①关节盘穿孔或破裂无法修复；②关节盘复位术失败；③关节盘严重硬化、钙化；④关节结构紊乱或骨关节改变，经保守治疗及手术治疗仍有明显疼痛者或严重影响下颌功能。置换术可采用高分子材料，但以自体组织为佳。行关节盘置换术患者付出的时间、经济成本和所担的风险要比保守治疗大。

任何治疗对于患者来说都是要有付出的，包括时间、金钱、疼痛、精神压力、并发症、后遗症、组织或器官损伤以及各种意外等。医生选择任何一种治疗，总是希望疾病能改善、好转、治愈甚至根治。因此，医生选择的治疗方法一定是让患者的付出尽可能小，得到的效果尽可能大，即疗效最大化原则。治疗方法愈接近于此，愈是最佳选择。疗效最大化原则是任何治疗方法选择（包括颞下颌关节盘穿孔治疗方法选择）的黄金定律。

第五节　颞下颌关节脱位

在日常生活中,有很多人都有"掉下巴"的经历。有人大张口打哈欠、啃苹果或唱歌时下巴经常会掉下来,嘴巴无法闭上。"掉下巴"的医学术语是颞下颌关节脱位(图2-12)。颞下颌关节脱位并不是一接上去就能好的,严重的话会反复出现,影响正常生活。

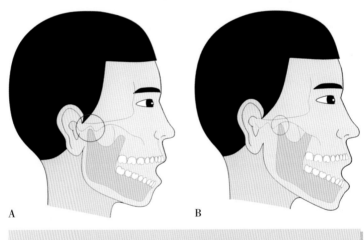

图2-12　颞下颌关节脱位
A.正常　B.脱位

一、颞下颌关节脱位有什么表现?

颞下颌关节脱位最常见的是颞下颌关节前脱位(图2-13)。颞下颌关节脱位后患者嘴巴无法闭合,如果是一侧关节脱位则表现为下颌中线向健侧偏斜。

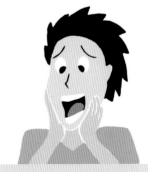

图2-13　颞下颌关节前脱位

二、颞下颌关节脱位的病因是什么？

1. 急性下颌关节前脱位治疗不当会出现反复性或习惯性脱位。在影像学检查时可以发现关节囊、关节韧带以及关节盘附着明显松弛,因髁突反复撞击关节结节,使髁突与关节结节变平、关节窝变浅、咀嚼肌功能失调。

2. 老年人、体弱多病或有系统性、消耗性疾病患者容易发生颞下颌关节脱位,关节造影时可见关节囊松弛、关节盘附着撕脱、关节结节变平。

3. 一些不当或过度行为,如大笑、打呵欠等时突然大张口、咀嚼硬食或呕吐时容易导致颞下颌关节脱位。

4. 医源性因素　进行口腔治疗,如拔牙、牙体预备时间太长(超过30分钟)易导致脱位。做口咽部手术或检查时,使用开口器过度,使髁突脱离了关节窝,移位于关节结节前而发生脱位。经口腔气管插管,使用气管镜、喉镜、食管内镜、胃镜等因素使下颌开口过大,髁突越过关节结节不能自行回复。关节囊和关节韧带松弛、习惯性下颌运动过度、下颌快速运动可增加前脱位的概率。

5. 外力因素　如打架、车祸等外伤和篮球、足球等对抗性激烈的运动项目,在开口状态下,下颌受到外力的作用会脱位。

6. 陈旧性脱位　急性前脱位未能及时治疗超过2周,患者长期处于颞下颌关节脱位状态,脱位的髁突、关节窝及关节盘周围纤维结缔组织增生,形成陈旧性脱位,这时关节复位更加困难,一般都需要手术来解决。

7. 先天性因素　常见于关节韧带或关节囊先天发育不足。

三、颞下颌关节脱位如何治疗？

一般采用手法复位,将患者的头部固定,医生将示指置于下颌骨对应的第三磨牙的外侧,其他手指在颏部,拇指向下后方加压,其他手指向上加压,直至颞下颌关节复位。

颞下颌关节脱位往往是由于颞下颌关节囊、颞下颌关节韧带松弛引起。所以关节脱位复位以后不采取进一步治疗的话有可能会再次脱位，因此术后可用 Barton 绷带固定下颌骨于关节复位后的位置。除此以外，还需接受进一步的治疗以收紧关节囊及关节韧带，从而有效防止再次脱位。对于收紧关节囊及关节韧带的治疗，可采取手术或保守的治疗方法。最后，生活中还需注意避免过度张口。

四、颞下颌关节脱位如何预防？

1. 平时要限制大张口的动作，张口度要限制在自己手指的两横指以内（图 2-14）。

2. 避免进食大块硬食，在打哈欠、大笑、打喷嚏等时，主动及时用手托住下颌，以避免过度运动而造成脱位。

3. 在进行一些需要大张口才能配合的医疗操作时，一定要事先向主治医生说明自己的情况。

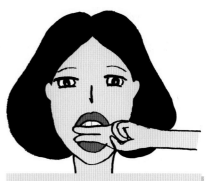

图 2-14　张口度限制在两横指以内

第六节　颞下颌关节强直

一、什么是颞下颌关节强直？

关节强直是人体关节在病理状态下关节功能受限所导致的屈伸不利、僵硬的一种状态。颞下颌关节强直是指因器质性病变导致长期开口困难或完全不能开口。许多患颞下颌关节强直的患者都难以张口,严重者尽力张口后开口度不足几厘米,关节骨性强直,髁突和关节窝融合成骨球状,外观可表现为下颌后缩、小下颌畸形(图 2-15)。

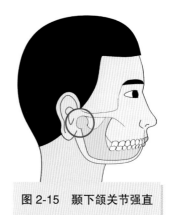

图 2-15 颞下颌关节强直

二、颞下颌关节强直如何分类?

1. 关节内强直 关节内强直是由于一侧或两侧关节内发生病变,最后造成关节内纤维性或骨性粘连,也称为真性关节强直。

2. 关节外强直 关节外强直是病变位于关节外的上下颌间皮肤、黏膜或深层肌肉组织,形成颌间瘢痕挛缩,也称为假性关节强直。

三、颞下颌关节强直有什么表现?

1. 关节内强直 ①开口困难;②面下部发育障碍、畸形;③粭关系紊乱;④髁突活动减弱或消失;⑤ X 线检查显示髁突、关节窝和关节间隙影像模糊或消失。

2. 关节外强直 ①开口困难;②口腔或颌面部瘢痕挛缩或缺损畸形;③髁突活动减弱或消失;④ X 线检查显示髁突、关节窝和关节间隙清晰可见。

四、颞下颌关节强直的病因是什么?

1. 关节内强直 多发生在 15 岁以下的儿童。最常见的病因是颞下颌关节损伤,多数在儿童期由于下颌骨损伤导致。出生时使用产钳损伤了颞下颌关节也可引起关节强直。炎症是另外一个重要的原因,颞下颌关节自身发生的感染很少见,感染多由邻近器官的炎症扩散而来,例如化脓性中耳炎,牙源性感染也可扩散到该关节。

2. 关节外强直 常见病因是损伤,如上下颌骨的开放性骨折或火器伤,均可在上下颌间形成挛缩的瘢痕。面部各种物理或化学的Ⅲ度烧伤造成面颊部组织广泛瘢痕,也是常见病因之一。鼻咽部、颞下窝肿瘤放射治疗后,颌面软组织广泛纤维性变,也可造成颌间瘢痕挛缩。

五、颞下颌关节强直如何治疗?

关节内强直和关节外强直的治疗一般都须采用外科手术。在施行手术前,必须有正确的诊断,方能制订正确的手术计划。根据病变范围、程度可选用局麻或全麻。

六、颞下颌关节强直如何发展?

无论何种类型的颞下颌关节强直,术后复发率均很高,约为10%~55%。导致复发的因素很多。一般认为与以下因素有关:①年龄;②病因;③切骨的量;④插补物的作用;⑤骨膜的作用;⑥术后开口练习;⑦关节强直程度和手术操作。

第七节 偏颌畸形

随着社会的进步和职业要求的提高,越来越多的人注重面容美观。实际上,就面部美学来说,人的左右脸不是完全对称的,有学者经过头影测量正位片和三维成像的测量,也证实了这一点:人的左右侧脸,只要在5%的不对称范围内,就算正常的面容。除此之外就属于面部不对称,即偏颌畸形,俗称"大小脸"。偏颌畸形的出现与以下因素相关:牙齿因素、骨骼因素、肌肉因素、颞下颌关节因素及其他因素。

1. 牙齿因素　人的牙齿在萌出的过程中,由于种种不明或已明原因没有正常萌出,尤其当多个牙齿萌出方向出现异常时,就容易造成偏颌畸形。临床上很多患者就诊的时候,牙齿是歪斜的,往往是单侧反𬌗,也就是常见的牙齿单侧"地包天"。这种情况下,患者的下颌往往偏向一侧,因为在咀嚼时,只有顺着牙齿的方向才能咬到食物。如果是牙源性偏𬌗,需要通过正畸改善。如果是骨性偏𬌗,一般需要正畸 - 正颌外科联合治疗。

2. 骨骼因素　面部骨骼的上半部是由上颌骨、颧骨、颞骨构成,下半部是下颌骨。在发育过程中,出现骨骼发育不良或发育过度,都会导致偏颌畸形。与此同时,骨骼疾病也是常见的因素,如骨纤维异常增殖症、骨肿瘤、纤维骨瘤等,一般都需要手术治疗。

3. 肌肉因素　咬肌肥大又称咬肌良性肥大,单纯咬肌肥大的情况较少,临床上咬肌肥大多伴有下颌角肥大。咬肌肥大的发生一般与咀嚼习惯和饮食习惯有关,如饮食中经常吃硬的食物或有咀嚼槟榔、嚼口香糖的习惯。也有人认为咬肌肥大与遗传因素有关。目前治疗咬肌肥大的方法很多,有效治疗方法仍是手术切除及肉毒素注射。临床上单纯去除肥大咬肌的情况比较少,如咬肌确实肥大,一般手术多在下颌角切除术的同时去除部分咬肌。

4. 颞下颌关节因素　最常见的是颞下颌关节盘移位,无论是可复性关节盘移位还是不可复性关节盘移位,都可能会导致偏颌畸形,尤其表现为张口动态性偏斜。主要是因为单侧关节盘移位会使一侧髁突活动受限,另一侧基本正常运动,就出现了张口偏向患侧歪斜的现象。这种情况进行关节盘移位治疗后,一般可以恢复正常。其次,多考虑髁突肥大,该病好发于青春期(12~15岁),指髁突非肿瘤性过度生长而产生的颌骨畸形,可造成严重的偏颌畸形、颞下颌关节功能紊乱。当怀疑髁突肥大时,一定要尽快到颞下颌关节科就诊,进行影像学检查。同时,在有条件的医院需要进行同位素骨扫描检查,观察患侧的髁突活性与非患侧髁突活性的比值,如果该比值大于1.2,意味着面部将越来越偏斜。非髁突肥大侧髁突可能出现骨关节病与关节盘穿孔,双侧均需开放手术。

5. 其他因素　包括先天性和后天性因素,先天性发育因素中,半侧颜面短小综合征是临床经常见到的,此疾病也被称为半侧颜面发育不全、第一二鳃弓综合征等。对于此种先天性疾病,目前行业认可的治疗方法是牵张成骨术。后天性因素则常见于颌面部外伤导致的颌面部骨骨折错位愈合,可通过做正颌外科手术得到较好的治疗效果。

第八节　磨　牙　症

夜磨牙不但会磨损牙齿(图2-16),易出现牙齿敏感,还会因咬肌肥大使脸变成"国字脸",影响美观。另一方面,长期磨牙还可能导致颞下颌关节出现问题。为防止进一步影响健康和美观,应及早就医治疗。

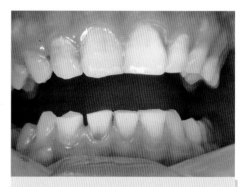

图2-16　磨牙症患者的牙齿严重磨损

一、磨牙症有哪些表现?

磨牙症是睡眠时习惯性磨牙,或白天也无意识地磨牙,是指人在非生理功能状态下咀嚼肌产生不自主收缩,使上下颌牙彼此磨动或紧咬,下颌正常生理休息位中断的现象,属口腔副功能运动。成人磨牙症的发病率为5%左右,其发生是因为入睡后运动神经兴奋放电,从而引起肌肉收缩。

磨牙症根据患者到医院求治的主诉可分为三类:一是父母夜间听到儿童

在睡梦中磨动牙齿;二是同室居住者发现患者入睡后磨动牙齿,影响他人入睡;三是颞下颌关节紊乱病患者,来院求诊被医生询问有无磨牙病史。另外,也有患者因为牙齿过度磨损来院求治。需要强调的是,紧咬牙是磨牙症的一种,可以发生在白天或睡眠中。由于紧咬牙不磨动牙齿,没有明显的声音,故容易被忽视,但其危害性甚至大于磨动型,因此在临床上必须注意询问有无紧咬牙病史。

二、磨牙症的病因是什么?

1. 咬合因素 任何形式的𬌗障碍,即使是微小𬌗创伤如咬合干扰和早接触等,均是磨牙症的主要发病因素。根据调查发现,咬合关系不佳的人群中,夜磨牙发生率显著高于正常咬合者。尤其是替牙期的儿童,咬合关系不协调,异常的咬合接触高点将导致患儿上下颌牙齿不能很好地进行咬合,因此患儿往往为了实现有效的咬合而不自主进行主动咬合,导致磨牙症的发生。

2. 精神、神经因素 已有动物实验证明,磨牙症最初是与精神紧张有关的中枢神经问题,当下颌的反射活动失去高级中枢的调节以后,自主性张力增加,咀嚼肌功能亢进,故出现夜磨牙症状。近年来,𬌗因素在精神因素的共同作用下产生磨牙症的现代病因学观点已被人们普遍接受。

3. 遗传因素 研究表明,儿童期的磨牙症多与遗传因素相关。

4. 神经肌功能紊乱 通过对咀嚼肌肌电图的研究分析得知闭口肌与磨牙症有密切关系。神经肌功能紊乱的实质是咬肌功能亢进,上下颌牙直接接触,牙磨耗加重,颞下颌关节间隙减小甚至接触,关节内压力增高,关节盘受力增大,关节损伤。

5. 全身多种因素的协同作用 磨牙症与变态反应、血压改变、血糖和血钙浓度的改变、胃肠功能紊乱、竞技性职业等有关,但具体途径和机制尚无定论。

三、磨牙症如何治疗？

尽管磨牙症在生活中发病率较高，国内外学者也进行了大量的临床和基础研究，但迄今为止磨牙症的治疗尚无特效的方法。目前的方法实际上是采用对症治疗的策略。常用的治疗方法有 5 类，简述如下：

1. 行为医学治疗　包括心理治疗、肌肉松弛治疗等。心理紧张导致肌肉紧张是常见的患病原因，应消除紧张情绪，解除不必要的顾虑，适当减压，合理安排工作。睡前放松、适当运动、避免进食兴奋性食物、改善睡眠环境等措施均有利于减轻大脑的兴奋状态。此外，应调动患者的自我意识、自我控制能力来减轻磨牙症的发生。使用肌肉松弛仪、按摩等方法对肌肉松弛均有一定的效果。

2. 生物反馈疗法　通过生物反馈，给患者连接电子设备，使患者在磨牙时被声音等信号叫醒从而暂时停止磨牙。但是该方法因患者不易接受，目前尚无法推广应用于临床磨牙症患者的治疗。

3. 咬合调整　包括调𬌗治疗和咬合板的使用。调𬌗治疗指的是通过调磨少量牙体组织，去除咬合干扰，建立平衡𬌗关系，以达到咬合、肌肉、颞下颌关节三者间的生理平衡，进而消除磨牙症。对于有牙颌面畸形的患者进行正畸、修复或正颌手术来矫治。咬合板治疗指的是制作𬌗垫，晚上睡前戴在牙齿上，第二天早晨取下，以缓解肌肉紧张，保护牙齿免于磨耗。目前最容易被患者接受，但并不能根治磨牙症。

4. 改变不良习惯　经常保持下颌姿势位，放松肌肉、颞下颌关节和牙齿。纠正偏侧咀嚼、咬铅笔、嚼槟榔、嚼口香糖等可能诱发磨牙症的不良习惯。

5. 药物治疗　①咀嚼肌内注射肉毒素：药理学研究证实局部使用肉毒素对治疗运动障碍有效。在临床上有医生尝试将肉毒素注入常年磨牙患者的两侧咀嚼肌中，部分患者在注射后 4 周内，磨牙情况减轻或停止。但也有少数患者出现张闭口困难或吞咽困难。作为医生，选择此种治疗方法一定要和患者沟通好,在患者理解且接受并发症的前提下才能注射肉毒素。②中枢神经系统药物:临床研究证实使用多巴调节中枢神经系统,可明显减轻磨牙者的磨牙次数,但容易引起恶心、呕吐、失眠、心律失常、精神疾病发作等。只有在其他治疗方法无效时,才考虑对磨牙症进行该药物治疗。③其他:针对肠道寄生虫感染、胃肠功能紊乱、内分泌不平衡、过敏、维生素 D 缺乏、儿童积食、消化不良等疾病进行针对性的药物治疗,以去除引起磨牙症的可能原因。

总之,磨牙症是口腔临床的疑难杂症,其病因不明,治疗方法及疗效亦不确定。在临床上,很多治疗方法对部分患者可能有效,而对其他患者可能无效。只有医患双方深入沟通,建立了相互信任的关系后,治疗才可以开始。

四、磨牙症如何预防?

1. 调理好心态,无论生活还是工作,都不要给自己太多压力。
2. 建议多吃维生素丰富的食物,日常饮食注意补充钙。
3. 睡前尽量放松,可适当做伸展运动、泡热水澡、听轻音乐等。
4. 避免进食容易兴奋的食物,如咖啡、茶等,避免吸烟,改善睡眠环境。
5. 牙齿错𬌗畸形应及早调整治疗。
6. 保持正确的姿势。

第九节 肌 筋 膜 炎

一、什么是肌筋膜炎?

肌筋膜炎,即骨骼肌的非感染性疾病。其基本病理是肌筋膜及肌组织发生水肿、渗出及纤维性变,是机体的白色纤维组织,如筋膜、肌膜、韧带、肌腱、腱鞘、骨膜及皮下组织等的一种非特异性变化。

二、肌筋膜炎有哪些表现?

肌筋膜炎能引起局部疼痛、肌肉僵硬、运动受限、自主抽动等表现。该病在患病率方面没有性别差异,也没有明显的年龄界限,甚至婴儿都可能患病。当然,随着年龄增长,患肌筋膜炎的可能性也会逐渐增加,中老年人也因此成为该病的主要人群。临床研究发现,久坐不动的人比经常锻炼身体的人更容易患病。

在口腔颌面部,最常累及的肌肉包括翼外肌、翼内肌、颞肌、咬肌、胸锁乳突肌、枕大肌等。主要表现为局部肌肉的剧烈疼痛,为阵发性锐痛,伴明显局限性压痛,针刺或按压痛点可再现疼痛,有时会出现远端疼痛,部分有放射痛。有的患者疼痛与张闭口或咀嚼动作明显相关。

三、肌筋膜炎的病因是什么?

引起肌筋膜炎的原因是多方面的,可能与下列因素相关:

1. 潮湿、寒冷刺激　是最多见的原因,湿冷可使肌肉血管收缩,缺血、水肿引起局部纤维浆液渗出,最终形成肌筋膜炎。夏天长时间吹空调或电扇也是常见诱因。

2. 肌肉紧张或拉伤　一些特殊体位对特定肌肉的慢性伤害等慢性劳损也是重要的发病因素,其他如病毒感染,风湿性疾病导致的肌肉、关节疼痛等也是诱因。

3. 体内缺乏钙、铁、钾、维生素 C、维生素 B_1、维生素 B_6、维生素 B_{12} 等也对肌筋膜炎的发生起一定作用。

4. 脑卒中、脊柱侧弯如腰椎间盘突出等也会导致身体有关肌肉慢性劳损,从而引起疼痛等。

5. 慢性感染、抑郁、睡眠紊乱、甲状腺功能低下、高尿酸血症等疾病也经常并发肌筋膜炎。

四、肌筋膜炎如何诊断?

1. 病史　面部肌肉局部疼痛、肌肉痉挛和运动障碍、疼痛与咀嚼等张闭口相关。

2. 疼痛特点　疼痛常于清晨发作,活动、热敷后减轻或消失。

3. 压痛　有明显的局限性压痛。针刺或按压痛点可再现疼痛,有时会出现远端疼痛。

4. 试验性诊断　针刺可出现局部抽搐反应,利多卡因痛点注射后疼痛消失。

5. 辅助检查　影像学检查无异常。实验室检查抗"O"或血沉正常或稍高。

五、肌筋膜炎如何治疗?

1. 物理治疗　对于轻度患者,解除病因、局部理疗与热敷,可取得较好效果。

2. 注射治疗　采用 2% 利多卡因 + 维生素 B_{12} 进行痛点注射,5 次一个疗程,3~5 天 1 次。

3. 臭氧治疗　采用痛点臭氧注射。

4. 针灸治疗　每天进行 1 次,连续 5~7 天。

5. 脉冲射频治疗　采用射频治疗仪,进行痛点射频治疗,每次 420 秒。

肌筋膜炎的治疗目前无特效方法,既有的方法效果也不确定。有些患者治疗一个疗程就痊愈了;有些患者治疗了几个疗程也没什么效果;有些患者未进行任何治疗就自行痊愈了;还有些患者"痊愈"了几个月,又复发了。痊愈是治疗的目的,但是临床上治疗不一定能带来痊愈。但是总体来说,治疗的效果应该比不治疗要好。

第十节 面部疼痛

在气温时高时低的时候,医院急诊科往往会出现面部疼痛的患者。导致面部疼痛的疾病常见的有三种:急性牙髓炎、三叉神经痛和颞下颌关节痛,后两种往往容易被忽视。虽然这三种疾病的典型症状都表现为面部肌肉酸痛,但疼痛的特征还是有一定差别的,学会自我判断,更有利于快速就医,避免病急乱投医。

一、面部疼痛的原因及特点是什么?

面部疼痛的原因具体为:

1. 急性牙髓炎　急性牙髓炎(图2-17)是指牙髓组织的急性炎症,其感染源主要来自深龋,牙髓的感染可通过根尖孔引起根尖周感染。该病的临床特点是发病急,主要特征是剧烈疼痛,一般止痛药物效果不明显,后期可发展为牙髓坏死。

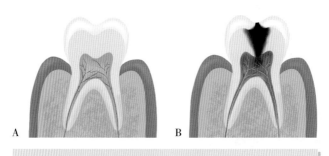

A　　　　　　　　B

图2-17　牙髓炎
A.正常牙　B.牙髓炎

急性牙髓炎的特点：

（1）通常是自发性阵发性痛，即在未受到任何外界刺激的情况下，突然发生剧烈的自发性尖锐疼痛。在炎症早期，疼痛持续时间较短，缓解时间较长，可能在1天之内发作两三次，每次持续数分钟。到炎症晚期，疼痛持续时间延长，可持续数小时甚至一整天，缓解时间缩短或根本就没有疼痛间歇期。炎症牙髓出现化脓时，患牙会有搏动性跳痛。

（2）通常是夜间痛。疼痛往往在夜间发作，或夜间疼痛较白天剧烈。患者常因牙痛而难以入眠，或从睡眠中痛醒。

（3）温度刺激会加剧疼痛。如果患牙正处于疼痛发作期，冷热刺激都可激发剧烈疼痛。如果牙髓已化脓或部分坏死，则会出现热痛冷缓解。这可能是因为牙髓的病变产物中有气体，受热后膨胀，致使髓腔内压力进一步增高，遂产生剧痛。反之，冷空气或凉水可使气体体积收缩，压力减小而缓解疼痛。

（4）疼痛不能定位。这种疼痛发作时，患者大多不能明确指出患牙。疼痛呈放射性或牵涉性，常沿三叉神经第2支或第3支分布区域放射至患牙同侧的上下颌牙或头、颞、面部。但是，这种放射痛不会放射到患牙的对侧区域。

2. 三叉神经痛　三叉神经痛是一种最常见的颌面部神经疾病，以一侧面部三叉神经分布区内反复发作的阵发性剧痛为主要表现，多发生于中老年人，右侧多于左侧，主要发生在颜面部三叉神经分布区域内。由于疼痛在牙和面部，很容易跟牙痛混淆。其实，三叉神经痛的特征很明显，即骤发、骤停，痛起来像闪电样、刀割样、烧灼样，是一种顽固性、难以忍受的剧烈疼痛。

三叉神经痛的特点：

（1）微小诱因即可引起剧痛。三叉神经痛引起的疼痛，往往是说话、洗脸、刷牙或微风拂面，甚至走路时都会发生的阵发性剧痛。

（2）疼痛呈周期性发作。每次疼痛发作时间仅持续数秒或数分钟，发作间歇期又同正常人一样。初期起病时发作次数较少，间歇期亦长，持续数分钟、数小时不等。随着病情发展,发作逐渐频繁,间歇期逐渐缩短,疼痛亦逐渐加重而剧烈。与急性牙髓炎不同的是,这种疼痛在夜晚发作的次数较少。同时,疼痛侧面部会出现痉挛,引起精神紧张、焦虑。

3. 颞下颌关节痛　面部疼痛的另一个常见原因是颞下颌关节紊乱病,主要是咀嚼肌或颞下颌关节出现问题,从而导致面部疼痛。颞下颌关节痛的特点:

(1) 关节疼痛。

(2) 关节会发出弹响杂音。

(3) 张口受限,即张不开口。疼痛部位多在关节区或关节周围,张口时会疼痛,或者疼痛加剧。有的患者还会伴有耳鸣、头痛、感觉异常、头晕等非特异症状。

4. 其他

(1) 鼻窦炎:如额窦炎、上颌窦炎等,为局限性持续性痛,可有发热、鼻塞、浓涕及局部压痛等。

(2) 青光眼:单侧青光眼急性发作易误诊为三叉神经第 1 支痛,青光眼为持续性痛,不放射,可有呕吐,伴球结膜充血、前房变浅及眼压增高等。

(3) 偏头痛:疼痛部位超出三叉神经范围,发作前多有视觉先兆,如视力模糊、暗点等,可伴呕吐。疼痛为持续性,时间长,往往 1~2 日。

(4) 小脑脑桥角肿瘤:疼痛发作可与三叉神经痛相同或不典型,但多见于 30 岁以下青年人,多有三叉神经分布区感觉减退,并可逐渐产生小脑脑桥角其他症状和体征。以胆脂瘤多见,脑膜瘤、听神经鞘瘤次之,后两者有其他脑神经受累,共济失调及颅内压增高表现较明显。X 线片、CT 颅内扫描及 MRI 等可协助确诊。

(5) 肿瘤侵犯颅底:最常见的为鼻咽癌,常伴有鼻出血、鼻塞,可侵犯多数脑神经,颈淋巴结肿大,行鼻咽部检查、活检、颅底影像学检查、CT 及 MRI 检查可确诊。

(6) 舌咽神经痛:易与三叉神经第 3 支痛相混,舌咽神经痛的部位不同,为软腭、扁桃体、咽舌壁、舌根及外耳道等处,疼痛由吞咽动作诱发,用1%丁卡因或可卡因等喷咽区后疼痛可消失。

(7)三叉神经半月节区肿瘤:可见神经节细胞瘤、脊索瘤、神经鞘瘤等,可有持续性疼痛,患者三叉神经感觉、运动障碍明显,颅底X线可能有骨质破坏等改变。

(8)面部神经痛:多见于青年人,疼痛超出三叉神经范围,可延及耳后、头顶、枕颈,甚至肩部等,疼痛呈持续性,可达数小时,与动作无关,不怕触摸,可为双侧性疼痛,夜间可较重。

二、面部疼痛如何治疗?

出现面部疼痛的情况,要及时就诊。

1. 治疗急性牙髓炎,仅仅靠吃"消炎药"是不够的,目前最有效的办法是打开病灶牙的牙髓腔,进行开髓引流,排出髓腔内炎性渗出物,牙髓腔内压力下降,疼痛缓解。随后,还需要进行完善的根管治疗。

2. 治疗三叉神经痛 传统的方法是药物与手术结合。手术指用开放性手术将疼痛的三叉神经切掉。目前治疗三叉神经痛多采用无痛三叉神经热凝技术,具体做法是在无痛状态下,用70℃的射频温控热凝针,将三叉神经"凝"住,不再传导痛觉,疼痛也就不会发生。手术只需30~60分钟,患者在清醒状态下接受治疗,几乎没有创口。

3. 治疗颞下颌关节紊乱病 主要采取保守治疗,即可通过手法复位和在关节腔内注射透明质酸钠凝胶等润滑药物来治疗。必要时戴咬合板,以达到消除秴异常、缓解肌紧张、稳定和改善下颌位置、减轻髁突对关节盘的压迫等。一般通过2个月左右的治疗,症状可完全消失。手术治疗则包括颞下颌关节镜手术及开放性手术。颞下颌关节镜手术是微创手术,大部分在全麻下进行。颞下颌关节炎需要进行关节腔的灌洗,再注入透明质酸钠凝胶,同时要口服抗生素进行抗炎治疗。

第十一节　三叉神经痛

一、什么是三叉神经痛？

　　三叉神经是参与面部感觉与运动功能的主要脑神经之一。三叉神经痛是指在三叉神经分布区域内出现的阵发性电击样剧烈疼痛，历时数秒或数分钟，间歇期无症状。病程呈周期性发作，疼痛可自发，也可因刺激扳机点引起。三叉神经痛分为原发性三叉神经痛和继发性三叉神经痛，人们常说的三叉神经痛是指原发性三叉神经痛。

二、三叉神经痛的特点是什么？

　　1. 性别与年龄　年龄多在 40 岁以上，以中老年人为主，40 岁以上者约占 70%~80%，女性多于男性，约为 3：2。

　　2. 疼痛部位　不超出三叉神经分布范围，常局限于一侧，多累及一支，以上颌支、下颌支最常受累，约占 95%。

　　3. 疼痛性质　疼痛呈发作性电击样、刀割样、撕裂样剧痛，突发突止，每次疼痛持续数秒至数分钟，发作间歇期逐渐缩短，疼痛逐渐加重，发作频繁者可影响进食和休息。

　　4. 诱发因素　疼痛发作常由说话、吃饭、洗脸、剃须、刷牙等动作诱发，甚至风吹或响声也能引起发作，以致患者精神萎靡不振，行动谨小慎微，甚至不敢洗脸、刷牙、进食，就连说话也很小心，唯恐引起发作。

　　5. 扳机点　亦称触发点，常位于上唇、鼻翼、齿龈、口角、舌、眉等处，轻触或刺激扳机点可激发疼痛发作，麻醉扳机点常可使疼痛发作暂时缓解。

6. 表情和颜面部变化　发作时常突然停止说话、进食等活动,疼痛侧面部可呈现痉挛,即痛性痉挛,皱眉咬牙、张口掩目,或用力揉搓颜面部以致局部皮肤粗糙、增厚、眉毛脱落、结膜充血、流泪及流涎,表情呈紧张、焦虑状态。

三、三叉神经痛如何治疗?

(一)第一梯度——保守治疗

第一梯度是保守治疗,针对发病3个月内的初发病患者,包括药物治疗和注射治疗。

1. 药物治疗　是最常用的基本疗法,常用药物有卡马西平、奥卡西平、苯妥英钠等。目前卡马西平被认为是治疗三叉神经痛最有效的药物,但是有较明显的副作用,如嗜睡、头晕、乏力、走路不稳,其次是肝脏损害,血液系统的损害最严重,但较少见。奥卡西平是卡马西平的衍生物,作用与卡马西平相似,但副作用较卡马西平少。

2. 注射治疗　注射治疗就是使用局部麻醉药物利多卡因混合维生素类注射液注射于痛点和三叉神经主干附近。利多卡因可阻滞疼痛向颅内传导,维生素类药物参与多种物质的代谢,具有维持中枢神经及有髓鞘神经的正常代谢,保持神经功能完整性的作用。两者结合起来可有效缓解疼痛,特别是初次发作时间在3个月之内的疼痛可达到完全止痛的效果。再次发作或疼痛剧烈的患者,也可以使用封闭治疗配合口服奥卡西平等药物达到止痛的目的。

(二)第二梯度——阿霉素损毁术

阿霉素损毁术适用于三叉神经痛发作时间在3个月以上、1年以下,尤其是经过保守治疗无效的患者。建议在营养调节神经功能的同时加上阿霉素骨孔注射治疗。阿霉素注射属于化学性损毁治疗。将阿霉素注射到三叉神经主要分支骨孔内后,可以选择性破坏相应的三叉神经节细胞,起到化学性切断三叉神经节,阻断痛觉传导通路的作用,从而抑制疼痛发作。由于不做手术切口,对组织的损伤较小,局麻下门诊即可治疗,操作简便。所以,对保守治疗无效、不能或不愿接受手术治疗的患者,是一种较好的、可以考虑的选择。

(三)第三梯度——射频治疗术

部分患者病程超过 1 年,经过上述治疗无效,可以考虑三叉神经射频治疗术(图 2-18)。此手术属于微创手术,将射频针穿刺进入三叉神经分支出颅骨的位置,定点后插入电极针,测定组织阻抗及方波电刺激确定穿刺位置正确后,即可进行射频温控热凝靶点毁损治疗,经过不同的温度梯度 4 次热凝后,该神经支配的区域疼痛消失,代之不同程度的麻木感。和其他手术相比,多点射频治疗三叉神经痛创伤小、手术时间短、并发症少、疗效可靠,是目前比较理想的治疗方法。

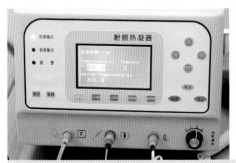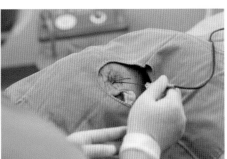

图 2-18 射频治疗术

(四)第四梯度——射频治疗术 + 阿霉素损毁术 + 神经撕脱术

此种方法主要针对少部分反复多次发作,疼痛剧烈、严重影响生活质量且其他治疗方法无效的患者,可以彻底阻断三叉神经感觉纤维接收并传导痛觉的通道。该手术比起上述治疗创伤稍大,但一般患者都可以耐受。术后麻木感持续时间较长,但比起剧痛,麻木是可以耐受的选择。

(五)第五梯度——开颅手术

这属于神经外科范畴,效果不错,但是需要开颅,危险性高,偶有死亡病例。

四、三叉神经痛有哪些注意事项?

1. 在疼痛发作后的间歇期清洁颜面、口腔,保持个人卫生,避免其他疾病发生。

2. 用温水洗脸和刷牙,避免冷水刺激。

3. 注意气候变化,避免风吹和寒冷气候对颜面部的刺激,外出时戴口罩或头巾。

4. 戒烟、酒,少吃辛辣食物,避免化学刺激诱发疼痛。

5. 吃质软、易嚼的食物,避免硬物刺激。

6. 尽可能避免诱发疼痛的机械动作。

7. 保持乐观情绪,避免急躁、焦虑等情绪。

第十二节　舌神经痛

在日常生活中,许多人都有舌尖痛(图 2-19)的经历。一般来说,人们都觉得这只是"上火"的表现,但是舌痛可以由多种因素引起。舌是人体的重要器官,既是许多口腔黏膜病的好发部位,也是许多全身性疾病常表现的部位,因此有人称舌为"疾病的窗口"。以下介绍舌尖的神经性疼痛——舌神经痛。

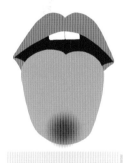

图 2-19　舌尖疼痛

一、舌神经痛有什么表现?

舌神经是三叉神经的一个分支,位于舌深部,分布于舌前段和口底黏膜,感受舌前 2/3 的味觉并控制唾液分泌。舌神经痛经常表现为舌侧缘闪电样、烧灼样疼痛,伴舌麻木和感觉异常。

二、舌神经痛如何治疗?

1. 非药物治疗　包括压力管理与心理治疗等。

2. 药物治疗　在非药物治疗效果不明显的情况下,需口服药物治疗,缓解疼痛。舌前段和口底黏膜的扳机点处丁卡因喷雾或舌咽神经封闭有一定疗效,但持续时间较短。中药治疗舌神经以疏肝解郁等为基本治则。

三、舌神经痛如何预防?

1. 更年期前后的女性要注意休息,保持心情愉悦。

2. 避免过度劳累和紧张,生活起居有规律,保证充足的睡眠。

3. 保证饮食均衡,多吃新鲜蔬菜、水果和富含维生素的食物。

4. 避免不良舌习惯,如咬舌、伸舌过度。

第十三节　舌咽神经痛

在进食、吞咽或说话时若舌根部或者咽部突然疼痛,如刀割、针刺、触电的感觉,很可能患了舌咽神经痛。原发性舌咽神经痛的原因尚不明确,可能与神经脱髓鞘有关。继发性舌咽神经痛可由舌咽神经损伤、肿瘤、血管压迫等引起。

一、舌咽神经痛的特点是什么?

舌咽神经是一种感觉神经。当舌咽神经发生病变时,就会在其所支配的区域产生剧烈疼痛,并且痛觉可向外耳、下颌和齿龈放射。舌咽神经痛一般为单侧突然发作的剧烈疼痛,疼痛如刀割、针刺、触电样。舌根运动、进食、吞咽、说话等可成为诱发疼痛的因素。

二、舌咽神经痛如何治疗?

1. 药物治疗 凡治疗原发性三叉神经痛的药物都可以应用于舌咽神经痛,能缓解症状。

2. 中药、针灸等治疗 个体差异较大,效果可能欠佳。

3. 封闭治疗 疼痛发作时,将丁卡因喷到舌根部和扁桃体可立即缓解疼痛。

4. 手术治疗 药物治疗无效时可考虑手术治疗。手术治疗有颅外舌咽神经干切断术、咽上神经切断术、迷走神经咽部神经切断术、颅外舌咽神经血管减压术等。

三、舌咽神经痛如何预防?

预防舌咽神经痛,可多吃蔬菜,如黄瓜、芹菜等,少吃动物性蛋白,积极治疗原有的身体疾病。

第十四节 带状疱疹后遗神经痛

一、什么是带状疱疹后遗神经痛?

带状疱疹后遗神经痛指带状疱疹皮疹消退后,仍持续存在的神经痛,疼痛常持续超过 1 个月,是一种难治性顽固性神经病理性疼痛,是带状疱疹最常见的并发症,表现为出疱疹部位烧灼样、电击样、刀割样及针刺样疼痛,严重影响患者的生活质量和身心健康。出现带状疱疹后遗神经痛时一定要及时治疗,因为病程越长治疗越困难,特别是病程超过 3 年者临床治疗难度明显增加。

二、带状疱疹后遗神经痛的病因是什么?

1. 年龄 年龄越大,发生带状疱疹后遗神经痛的可能性越大。

2. 性别 女性更易发生带状疱疹后遗神经痛。

3. 疱疹出现前有前驱性疼痛。

4. 急性带状疱疹疼痛越剧烈,发生带状疱疹后遗神经痛的可能性越大。

5. 皮损严重程度 水泡越多、范围越广,发生带状疱疹后遗神经痛的可能性越大。

6. 未进行早期、足量及有效的抗病毒治疗。

7. 机体免疫水平低下。

三、带状疱疹后遗神经痛的分型有哪些?

1. 激惹触痛型 此类型对痛觉非常敏感,轻轻触摸即可产生剧烈的难以忍受的疼痛。

2. 痹痛型 浅感觉减退和痛觉敏感,触痛明显。

3. 中枢整合痛型 可兼有以上两型的表现,中枢继发性敏感化异常。患者在就诊时将疼痛形象地描绘为火烧样痛、撕裂样痛、针刺样痛、刀割样痛、闪电样痛、绳索捆绑样绷紧痛等(图 2-20)。

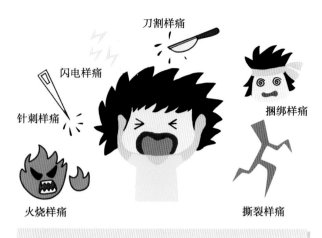

刀割样痛

闪电样痛

针刺样痛

捆绑样痛

火烧样痛

撕裂样痛

图 2-20 带状疱疹后遗神经痛

四、带状疱疹后遗神经痛如何治疗?

1. 心理治疗　包括:①支持疗法,即鼓励患者树立信心,因这是自限性疾病,需要耐心;②释疑疗法,即要把患者发病的外因找出来,并向患者详细讲解治疗过程中遇到的问题及对策。

2. 中药外治　中医治疗带状疱疹后遗神经痛的用药原则是:①止血凉血;②清热解毒;③止痒止痛;④修复神经。中药外用,药物能充分透皮吸收,可使药物直达病灶,能显著缩短病毒排出时间,使受损皮肤迅速愈合。此外,可配合使用艾灸、针灸、穴位注射、拔罐等。

3. 中药内服,辨证治疗。

4. 保守治疗无效时,可采取三叉神经痛微创治疗,如阿霉素注射、射频热凝治疗,疗效满意。

五、带状疱疹后遗神经痛有哪些注意事项?

1. 饮食方面　不要饮酒和饮用碳酸饮料,不要吃辛辣刺激的食物。

2. 注意多休息,尽量少活动。

3. 情绪方面 不要忧愁、急躁,心情要开朗。

第十五节 耳颞神经痛

一、什么是耳颞神经痛?

耳颞神经痛指以一侧耳颞部发作性头痛,伴有皮肤潮红、出汗且发作常与进食有关为主要特征的一种疾病。此病好发于青壮年,女性容易患病。疼痛为发作性灼痛,主要位于一侧外耳道前壁及深部(图 2-21)、耳前、颞下颌关节及颞部,严重时可向该侧下颌及颈部放射。疼痛常由进食活动引起,尤其是在食用刺激性或坚硬食物时发生,亦可在夜间、天气闷热、情绪过度激动时发生。发作期间常伴有耳颞神经分布区内皮肤潮红、多汗,同侧唾液分泌增多及颞浅动脉搏动增强。

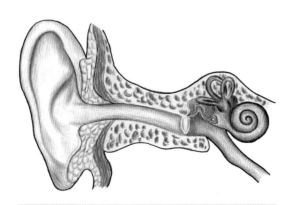

图 2-21 耳部结构图

二、耳颞神经痛如何治疗？

耳颞神经(图 2-22)是三叉神经下颌支的小分支,治疗三叉神经痛的方法都可以用来治疗耳颞神经痛,如口服卡马西平片,维生素 B_{12}+ 利多卡因进行神经封闭治疗等。保守治疗无效时,可考虑行下颌支射频热凝治疗,止痛效果比较满意。

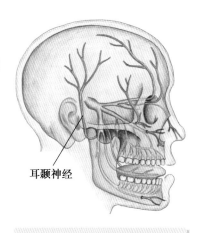

耳颞神经

图 2-22　耳颞神经

第十六节　蝶腭神经痛

一、什么是蝶腭神经痛？

蝶腭神经痛主要表现为一侧下半面部的剧烈疼痛,如电击样、烧灼样,无明显诱因,突然发作,通常由一侧的鼻根后方、眼及上颌开始,可波及下颌,向额、颞、枕及耳部放射,持续数分钟至数小时不等,患者情绪激动,强烈光线可使疼痛加剧。疼痛发作期可伴有面色潮红、结膜充血、畏光、流泪、鼻塞、流涕,亦可有眩晕、恶心、心前区疼痛及耳鸣等。多有定时发作的特点。

本病的好发人群为 20~50 岁成年人,男性多于女性。但也有人认为好发于 30~40 岁女性。

蝶腭神经痛最直接的病因为鼻黏膜肥厚,鼻中隔上部弯曲,压迫部分结构刺激蝶腭神经节的分支从而引起疼痛。此外,还与慢性鼻窦炎、颅底损伤有关。

二、蝶腭神经痛如何治疗?

蝶腭神经痛的治疗,首先应解除所有可能导致蝶腭神经节激惹的病因,如可用药物控制蝶窦或后组筛窦的感染和畸形,对于无明确病因的患者,有多种方法可供选择。

1. 蝶腭神经节阻滞　可作为诊断性治疗,有侧入、经鼻和经腭大孔三种入路。蝶腭神经节阻滞若定位准确,连续进行 2~3 次阻滞有明显效果或打破疼痛规律,但复发率尚待观察,适用于对神经毁损及手术切除心存疑虑的患者。

2. 蝶腭神经节毁损

(1) 药物毁损:蝶腭神经节到位后,先以 1% 利多卡因 2mL 行实验性阻滞,出现上颌神经分布区的麻木,再注入毁损剂如 95% 乙醇、无水乙醇或石炭酸等 0.5~1.0mL,可减轻或解除疼痛。

(2) 射频热凝术:是一种微创介入手术治疗,手术不开刀。利用 CT 等影像学检查引导定位,应用间断脉冲电流测试刺激区与患者疼痛发作区是否吻合,达到既止痛,又保留面部感觉的目的。

第十七节　三叉神经眼支痛

眼支是三叉神经的第一支,三叉神经痛最常见于第二、第三支,第一支发生疼痛较少见。一般眼支疼痛与第二或者第三支疼痛同时发作。疼痛的性质和三叉神经痛一样,在眉毛、眼睑周围突然出现如刀割、针刺、撕裂、烧灼或电击样剧烈难忍的疼痛,洗脸和触摸均可触发。三叉神经眼支痛的症状与青光眼、偏头痛、颞下颌关节炎等疾病相似,应注意进行鉴别。

　　一般用于治疗三叉神经痛的方法对三叉神经眼支痛都有比较好的效果。同时,患者应注意休息,避免进食刺激性食物,避免烟酒,学会减压。

第十八节　偏　头　痛

一、什么是偏头痛?

　　偏头痛(图 2-23)是临床最常见的原发性头痛,头痛多为偏侧,一般持续 4~72 小时,可伴有恶心、呕吐,光、声刺激或日常活动均可加重头痛,安静环境、休息可缓解头痛。偏头痛是一种常见的慢性神经血管性疾病,多数发病于儿童和青春期,中青年期达发病高峰,女性多见,男女患者比例约为 1:2~3,人群中患病率为 5%~10%,常有遗传背景。

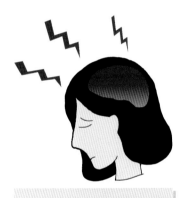

图 2-23　偏头痛

二、偏头痛的病因是什么?

　　1. 遗传因素　约 60% 的偏头痛患者有家族史,患者亲属出现偏头痛的风险是一般人群的 3~6 倍。

　　2. 由某些食物和药物诱发　食物:含防腐剂的肉制品、腌制食品和食品添加剂等;药物:口服避孕药和血管扩张剂。

　　3. 环境和精神因素　紧张、过劳、情绪激动、睡眠过度或过少、强光等。

　　4. 内分泌和代谢因素　本病女性多于男性,多在青春期发病,月经期容易发作,妊娠期或绝经后发作减少或停止。

三、偏头痛主要的临床类型有哪些?

1. 无先兆偏头痛　无先兆偏头痛是最常见的偏头痛类型,约占 80%。发病前可没有明显的先兆症状,头痛多缓慢加重,呈反复发作的一侧或两侧额部和耳部上方持续疼痛,常伴有恶心、呕吐、畏光、畏声、出汗、全身不适、头皮触痛等症状。

2. 有先兆偏头痛　有先兆偏头痛约占偏头痛患者的 10%。发作前有疲惫、注意力不集中和打哈欠等症状。在头痛之前或头痛发生时,常出现视物模糊,有暗点、亮点或视物变形,还会出现感觉失调。头痛在先兆同时或先兆后60 分钟内发生,常伴有恶心、呕吐、畏光或畏声、脸色苍白或出汗、多尿、易激惹及疲劳等。

四、偏头痛如何治疗?

1. 非药物治疗　物理疗法、心理疏导、缓解压力、保持健康的生活方式、避免各种偏头痛诱因等。

2. 药物性治疗

(1)发作期治疗:非特异性止痛药和特异性药物。

(2)预防性治疗:每月发作 2 次及以上的偏头痛患者可考虑长期预防性药物治疗。

五、偏头痛如何发展?

大多数偏头痛患者的病情不会很严重。偏头痛症状可随患者年龄增长而逐渐缓解,部分患者可在 60~70 岁时不再发作。

六、如何预防偏头痛发作?

1. 避免头痛诱发因素　日常生活中应避免强光直接刺激,避免情绪紧张,避免服用血管扩张剂等药物,避免饮用红酒和进食含奶酪的食物以及咖啡、熏鱼等。

2. 远离酪氨酸类食物　酪氨酸易导致头痛发作,这类食物包括:奶制品、巧克力、柑橘类食物,以及腌渍沙丁鱼、鸡肝、西红柿等。

3. 减少饮酒　所有酒精类饮料都会引发头痛,特别是红酒含有更多诱发头痛的化学物质。

4. 学会减压　放松心情,选择适当的减压方式减缓压力。

5. 规律运动　着重呼吸训练、调息的运动可帮助稳定心率,缓解焦虑、肌肉紧张等症状。

6. 生活规律　营造安静的环境,维持规律的作息,养成良好的生活习惯。

第十九节　面肌痉挛

一、什么是面肌痉挛?

面肌痉挛又称面肌抽搐症,表现为一侧面部不自主抽搐。原发性面肌痉挛多数在中年以后发病,女性较多。病程初期多为一侧眼轮匝肌(图 2-24)阵发性不自主抽搐,此时多被认为是眼皮跳,抽搐逐渐扩展至一侧面部的其他面肌,口角肌肉的抽搐最易被注意,抽搐程度轻重不等,为阵发性、快速、不规律的抽搐。初起抽搐较轻,持续仅几秒,以后逐渐延长,可能数分钟或更长,间歇时间逐渐缩短,抽搐逐渐频繁、加重。严重者呈强直性,致同侧眼不能睁开,口

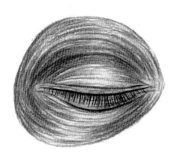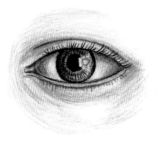

图 2-24　眼轮匝肌

角向同侧歪斜,无法说话,常因疲倦、精神紧张、自主运动而加剧,但不能自行模仿或控制其发作。患者感到心烦意乱,无法工作或学习,严重影响身心健康。入眠后多数抽搐停止。面肌痉挛病因不完全明确,目前已知大约有 80%~90% 的面肌痉挛是由于面神经出脑干区存在血管压迫所致。脑桥的一些病变,如肉芽肿、肿瘤和囊肿等因素亦可导致面肌痉挛。

二、面肌痉挛如何治疗?

1. 药物治疗　口服苯妥英钠或卡马西平等药物对一些轻型患者可能有效。

2. 注射肉毒素　A 型肉毒素局部注射是利用此药物可暂时阻断神经与肌肉间联系的药理作用,将药物注射到面部抽动的肌肉中,使面肌痉挛暂时缓解,一般打一针能控制 1 年或更长时间,但长时间注射会产生耐药性。因 A 型肉毒素可麻痹面部的神经造成人为的面瘫,所以长时间注射的患者或多或少都会有面瘫的症状。

3. 微血管减压术　1967 年,美国 Jennatta 教授首创微血管减压术治疗面肌痉挛,是目前国际上神经外科常用的根治面肌痉挛的方法。微血管减压术针对面肌痉挛的病因,在显微镜下以微创的手术方法探查面神经颅内段,发现并将压迫面神经根的责任血管用特殊材料与面神经隔离开。手术安全性较高,成功率为 95%,即刻缓解率为 85%,是唯一能够彻底治愈该疾病的方法。

4. 面肌痉挛最好不要针灸,因为此病本身就怕刺激,有时针灸反而会加重病情。虽然有的人当时见效,但日后病情复发反而会严重。

5. 日常护理　注意面部保暖,出门时最好戴口罩,睡觉时最好不要靠着窗户,而且千万不能用凉水洗脸,不要对着空调吹风,天气变化的时候要注意增减衣服。饭后及时漱口保持口腔清洁。合理膳食,应多食含粗纤维及动物蛋白的食物,如瘦肉、豆类、骨肉汤等。避免坚硬、生冷刺激的食物。有感觉障碍的患者应注意食物的冷热度,以防烫伤口腔黏膜。进食时从少量食物开始,将食物放在健侧舌后方,细嚼慢咽。

面肌痉挛一旦出现,如不给予治疗,一般不会自然好转,并且发作会逐渐频繁,持续时间延长,严重影响患者的工作和生活,乃至身心健康。未经治疗的部分患者面肌痉挛数年后可出现患侧面瘫。建议罹患面肌痉挛的患者尽快到正规医院就医。

第二十节　面　　瘫

谈起嘴歪眼斜,人们想到的往往都是中风。但并不是所有的嘴歪眼斜都是中风(图 2-25)的表现,有时候可能是面瘫(图 2-26)。

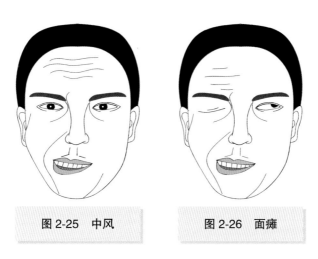

图 2-25　中风　　　　　图 2-26　面瘫

一、如何区分中风与面瘫?

中风是中医学对急性脑血管疾病的统称,西医称脑卒中。它是以猝然昏倒,不省人事,伴发口角歪斜、语言不利或出现半身不遂为主要症状的一类疾病。

贝尔面瘫也称面神经炎,俗称面瘫,就是日常生活中所说的"歪嘴巴""歪歪嘴",一般症状是口眼歪斜。它是一种常见病、多发病,且不受年龄限制。

两者的主要特点如下:

1. 脑卒中导致的中枢性面瘫　中枢性面瘫是由于各种病因损伤了面神经核以上的神经通路,进而引起的面部肌肉瘫痪的一种疾病。中枢性面瘫发作的主要面部特征性改变是眼裂以上不瘫,眼裂以下病灶对侧鼻唇沟变浅,口角向健侧牵拉歪斜,患侧口角不自主流涎,腮帮鼓气时漏气,唾液腺、泪腺分泌功能正常,听力功能未见明显异常。近年来随着脑卒中发病率持续攀升,中枢性面瘫作为脑卒中的重要并发症,其发病率也逐年攀升。

2. 贝尔面瘫　贝尔面瘫为常见的周围性面瘫。面神经损伤致支配区域的面肌受损有以下表现:额纹消失,患侧眼裂大,眼睑不能闭合,流泪,不能皱眉,鼻唇沟变浅,耸鼻运动消失,口角低并向健侧牵引,鼓腮漏气,食物滞留等。

二、面瘫如何治疗?

治疗面瘫的原则是促进局部炎症、水肿及早消退,并促进神经功能的恢复。

1. 对于面神经炎引起的周围性面神经麻痹,如为病毒感染,可用抗病毒、营养神经、糖皮质激素、B 族维生素等药物。

2. 保护暴露的角膜及预防结膜炎,可用眼罩、眼药水、眼药膏等。

3. 按摩,患者对镜用手按摩面肌,每日数次,每次 5~10 分钟。

4. 物理疗法,常用的有超短波、低中频电疗、激光、药物导入等。

5. 针灸治疗。

三、面瘫如何预防?

冬春季节是面瘫高发的季节,如何预防面瘫的发生? 古语有云"正气存内,邪不可干",要保存人体的正气,睡眠是最重要的,且要劳逸结合,"外邪"就无法入侵。其次,避免受风寒,如避免直吹冷风,开车或坐车时要避免窗缝中吹进来的风,过桥洞或处在风口处要注意受风等,尤其在出汗之后要注意保暖。无法避免吹风时,应用口罩、围巾保护。再次,要调整好情绪,尽量做到不生气、不着急,保持平和稳定的心态,从容面对生活。此外,还应该注意调整饮食,保证营养,重点补充钙及维生素。钙能促进肌肉及神经功能正常,奶制品、排骨、蛋黄、海带、芝麻等都富含钙质。B 族维生素能够帮助神经传导物质的合成,对面神经疾病的恢复也有帮助,所以应该适当补充,如维生素 B_1、维生素 B_{12} 等。下列食物中富含 B 族维生素:香菜、番茄、冬瓜、黄瓜、木瓜、苹果、菠萝、梨、桃、杏、葡萄。

冬春季节还应该加强锻炼,增强体质,病毒、"外邪"就不会轻易入侵,即使发病也不会太重,治疗后能很快康复。

第二十一节　破　伤　风

一、什么是破伤风? 有哪些表现?

破伤风是破伤风梭菌经皮肤或黏膜伤口侵入人体,在缺氧环境下生长繁殖,产生毒素而引起肌肉痉挛的一种特异性感染。各种类型和大小的创伤都可能受到污染,特别是开放性骨折、含铁锈的伤口、伤口小而深的刺伤、盲管外伤、火器伤等,更易受到破伤风梭菌的污染。

破伤风的临床表现包括肌强直和肌痉挛。通常最先受影响的肌群是咀嚼肌,随后为面部表情肌,颈、背、腹、四肢肌,最后为膈肌。肌强直的表现为张口困难和牙关紧闭(图 2-27),腹肌硬如板状,颈部强直,头后仰,当背、腹肌同时收缩,因背部肌群较为有力,躯干向后扭曲成弓,形成角弓反张。阵发性肌痉挛是在肌强直的基础上发生的,且在痉挛间期肌强直持续存在。相应的表现为蹙眉、牙关紧闭、咧嘴"苦笑"(面肌痉挛)、喉头阻塞、吞咽困难、呛咳(咽肌痉挛)、通气困难、发绀、呼吸骤停(呼吸肌和膈肌

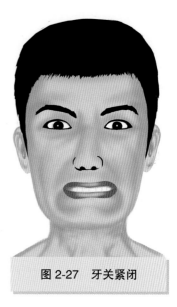

图 2-27　牙关紧闭

痉挛)、尿潴留(膀胱括约肌痉挛)。强烈的肌痉挛可使肌断裂,甚至发生骨折。上述发作可因轻微的刺激,如光、声、接触、饮水等而诱发,也可自发。

病程一般为 3~4 周,如积极治疗、不发生特殊并发症者,发作的程度可逐步减轻,缓解期平均约 1 周,但肌紧张与反射亢进可持续一段时间。恢复期还可出现一些精神症状,如幻觉、言语行动错乱等,但多能自行恢复。

二、小伤口也要注意破伤风吗?

目前对破伤风的认识是防重于治。破伤风是可以预防的,包括注射破伤风类毒素主动免疫,正确处理伤口,以及在伤后采用被动免疫预防发病。

当伤口深到需要缝针,或是受到一些比较严重的外伤时,需要注射破伤风疫苗,这是共识。如果是钉子、木头等尖锐物质的刺伤造成的小伤口(图 2-28),同样也需要注射破伤风疫苗。这是因为伤口虽然外口较小,但伤口内

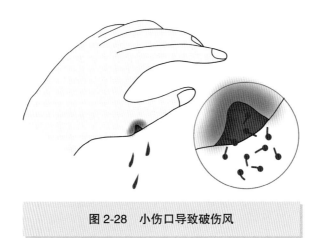

图 2-28 小伤口导致破伤风

有坏死组织、血凝块充塞,或填塞过紧、局部缺血等,就形成了一个适合破伤风梭菌生长繁殖的缺氧环境。如果同时存在需氧菌感染,将消耗伤口内残留的氧气,使破伤风更容易发生。

医生通常推荐患者在 24 小时内注射破伤风疫苗,原则是越早越好,但超过 24 小时仍需要注射。

破伤风的预防措施包括主动免疫(破伤风类毒素抗原)和被动免疫(破伤风抗毒血清和破伤风免疫球蛋白)。对于清洁或者轻度污染的创面,可仅注射破伤风毒素,无需注射破伤风免疫球蛋白;对较严重污染的创面,则建议同时注射破伤风类毒素和破伤风免疫球蛋白。